スキンケアの科学

東北大学名誉教授 田上八朗 著

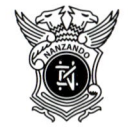

南山堂

はじめに

　昔から，私たちの身体を包んでいる器官の皮膚については，年齢とともに，たるみやしわができる一方，触れると乾燥してカサカサして，たくさんのしみも目立ってくることは避け得ないこととされてきた．しかし，よく見てみると，炎天下で農業や漁業をしてきたお年寄りや，炎天下でスポーツをする人で，そのような症状が目立つ．時には，皮膚癌すらもできたりするが，全ては「歳だから」で済まされてきた．つまり，同じ年配者でも，その皮膚には人によって大きな差が見られ，屋外労働をしてきた人では，室内労働をしてきた人に比べ，明らかに露出部の皮膚の老化が目立つのである．

　色白の人では，それがさらに顕著となり，アメリカのフロリダやオーストラリアの熱帯地方で育った白人では，前癌状態の皮膚変化や皮膚癌も多発している．現在では，これら露出部の皮膚変化を「光老化」と呼び，原因として日光紫外線への長期曝露による傷害と看做されるようになった．

　さて，医学や生物学の進歩により，さまざまな内臓諸器官の病気の発症予防や治療の有効性も上がり，昔と比べて長寿社会の実現がなされつつあるが，皮膚に関してだけ言うと，まだまだ一般的な光老化の認識や，予防への取り組みは十分とは言えない．光老化防止に向けての紫外線カットのためには，サンスクリーン剤の使用が適してはいるが，もちろん日常のメイクアップ化粧すらも一役買ってくれる．

　さらに最近では，生活環境の改善で，かつての吹き抜けのような寒い日本家屋から，気密性の高い暖房の効いた住宅環境で暮らすようなってきたが，残念ながら，寒い季節に室内の湿度が極端に低下して，日常的な皮膚の悩みとしての「かゆい皮膚の乾燥」，医学的には乾皮症に悩む人も増えだした．特に幼少児，青少年では，これを基にしてアトピー性皮膚炎が増加し，高齢者でも貨幣状湿疹に悩む人が増えている．当然，このような皮膚の問題については皮膚科学的に発症機序が追求され，何よりも皮膚の手入れ，つまり適切なスキンケア（いわゆる，基礎化粧）の重要性が指摘されるようになった．具体的には，皮膚表面を覆う角層の水分含有量を常に保ち，滑らかに，柔らかくすることで，乾燥して環境アレルゲンの侵入部位となり得る「ひび割れ」や「ささくれ」ができないようにするのである．

こうして，常に外界に曝されている皮膚に，適切な手入れ，すなわちスキンケアをいつも行うことにより，年齢よりも予想外に皮膚を若く保てることも分かってきた．つまり，これまで不可避の現象と考えられてきた乾燥や老化予防は，誰もが日常的に行えるのである．

　ということで，日常的な皮膚の変化や病気も，実は，私たちが生活するなかで，皮膚をきれいに，安全に保てるようにと注意を払いつつ手入れをし，環境からの刺激から皮膚を守りいたわること，つまりスキンケアを行っていくことで，多くが防げる．何よりも，かつては必然的老化現象とあきらめられてきたしわやそばかす，しみ，さらには皮膚癌の発症も，子どものころから，環境，特に日光紫外線から皮膚を守るという適切なスキンケアをすることで防げる．

　言うなれば，皮膚の老化予防には，最近の皮膚科学の進歩により分かってきたスキンケアで，日々の皮膚の手入れを行っていくことが重要で，中年以降からの皮膚の老化防止になるのである．

　私たちの生活環境の快適化は，一方では，皮膚に思わぬ新たな問題を起こす基にもなったが，誰にも起きてくる皮膚表面の乾燥（乾皮症）やかゆみ，さらには，それによるアトピー性皮膚炎や乾皮症性湿疹の発症は，こまめなスキンケアにより，ある程度は予防することができる．また，屋外活動での紫外線防止，さらに日焼けを防ぐことで，顔をはじめとする露出部の皮膚の若さが保てることもはっきりしてきた．本書でスキンケアの大切さを学んでいただければ幸いである．

　最後に，本書を執筆するにあたり，南山堂編集部の方々に強い励ましと，綿密かつ適切なご指摘や修正をいただき助けられたことを，心から感謝したい．

　2015年5月

　　　　　　　　　　　　　　　　　　　ハナミズキが満開な庭を眺めながら
　　　　　　　　　　　　　　　　　　　　　　　　　　　　田　上　八　朗

Contents

第1章　皮膚の構造とその働き　　1

- 解剖学実習で出会ったヒトの革袋 …… 1
- 革袋だけではない皮膚 …… 3
- 顕微鏡の観察で見える皮膚の構築 …… 5
- メラニン色素産生と分配をするメラノサイト …… 9
- ランゲルハンス細胞と真皮樹状細胞 …… 14
- 脈管と知覚神経 …… 16
- 皮膚の付属器 …… 18
   1. 毛 囊　18
   2. 皮脂腺　19
   3. 汗 腺　24
   4. 爪　26
- 皮膚の知覚神経 …… 27
- 皮膚の炎症と免疫反応 …… 28
   1. 補 体 complement　28
   2. Toll 様受容体（TLR）とサイトカイン　29
   3. ランゲルハンス細胞　30
- 皮膚の創傷治癒 …… 31
- スキンケア …… 32

contents

第2章　生物進化の視点から見たヒト皮膚の構造と機能　35

- 皮膚の進化のみちすじ　37
- 脊椎動物の体表面の構造に見られる進化　38
- 哺乳類の皮膚　39
- 表皮細胞の分裂増殖に関係するサイトカイン　42
- 微生物への自然免疫による備え　43

第3章　ライフステージから見たヒト皮膚の構造と機能　45

- 皮膚の成長とそれに伴う変化　46
- 日光紫外線の皮膚への影響　47
- 光老化によるしわ形成　49

第4章　極薄の皮膚の防御膜，角層の機能的解析　51

- 身体部位での角層構造の違い　56
- 皮表角層の形態学的な評価　59
- 皮膚表面 pH 測定　60
- ダーモスコピーによる皮膚表面の観察　61
- さまざまな角層の動態　61
- 角層のバリア機能の重要性　70
- ヒト角層の微細構造　71
- 角層の構成成分とその異常による病気　74
- 角層のバリア機能の測定　78
  - 1　*In vitro* 角層バリア機能測定法　79

2 生体皮膚での角層バリア機能の測定：
　　　経表皮水分喪失（TEWL）　80
■ 角層のバリア機能異常 ………………………………………………………………… 81
■ 経皮吸収 ………………………………………………………………………………… 83
■ ステロイド外用剤の副作用 …………………………………………………………… 83
■ 閉鎖密封療法 …………………………………………………………………………… 84
■ 角層の水分保持機能 …………………………………………………………………… 85

第5章　スキンケアの有効性における客観的評価法
——生体角層の水分計測法の発見　　87

■ 角層の水分含有量測定法の発見 ……………………………………………………… 92
■ 皮膚表面の水分保持機能 ……………………………………………………………… 98
　　1 角層内の水分結合物質　99
　　2 生体での角層内部の水分含有量の計測法　105
　　3 角層内水分分布状態の試験管内実験での証明　106
　　4 角層水分含有量の部位，年齢，季節での違い　107
　　5 外用剤塗布による保湿効果の評価　110
　　6 角層水分含有量の重要性　111

第6章　スキンケアの実際　　115

■ 皮膚の存在意義から見たスキンケアの必要性 ……………………………………… 119
■ 環境からの皮膚傷害—日光紫外線と光老化 ………………………………………… 122
■ スキンケアの実際 ……………………………………………………………………… 125
　　1 皮膚の性状を決める角層の保湿作用　125
　　2 角層の保湿成分と保湿剤　127
　　3 さまざまな皮膚症状へのスキンケア　130
　　　❶保湿に働くスキンケア　130

contents

❷ケミカルピーリング　136
❸光老化の治療　136
❹肌の質感と保湿剤の連続塗布の効果　138
❺スキンケア外用剤の保湿効果測定の実際　140
❻乾皮症のかゆみへの効果　142
❼角質溶解剤の効果　142
❽ピーリング　143
❾頭髪再生へのスキンケア　144
❿皮脂分泌へのスキンケア　144
⓫フケと脂漏性皮膚炎　146
⓬発汗へのスキンケア　147
⓭爪へのスキンケア　149
⓮光老化へのスキンケア　149
⓯口唇のケア　152

■ スキンケア製品, メイクアップ化粧品, 香料による副作用問題 ········ 153
■ おわりに ·· 155

引用文献 ·· 156
参考文献 ·· 162
索　引 ·· 163

第1章 皮膚の構造とその働き

解剖学実習で出会ったヒトの革袋

　もう50数年も昔，京都大学医学部の専門過程1年生の講義が，朝9時からの解剖学で始まった．「人体のさまざまな臓器の名称とそれらの構造を頭に叩き込まずして，その後の医学の勉強は進まないぞ」という感じの教官方の教育熱心さを肌で感じさせられた．一方，専門課程に進学したての学生たちも新鮮で高揚した気持ちにあり，100人のクラス全員が顔を揃え，講堂も満席状態であった．

　今でも鮮明に心に焼きついていることは，人体の構造について徹底的に記憶させられたことである．それまでまったく馴染みもなかった膨大な人体解剖学を，英独仏語でもなく基礎知識も何もないラテン語名で片っ端から覚え込むことを強制された．それができたのも最初が肝腎という心構えが誰にもあったからこそである．下宿へ帰っても，厚く，どっしりと重い2冊の歴史的なドイツ語のRauber-Kopschの教科書を手元に，記憶力の限りの懸命な勉強を続けた．

　さらに，解剖学の実習の各ステップには，しっかり理解しているかどうか，教官が一対一で確かめる口頭試問があり，それに合格しないと次のステップには進ませてはもらえなかった．

　学生たちも皆，実習時間を大幅に超過して夜までも作業を続けるのが例年の常のことと聞かされており，もちろん，教官側もそれを黙認していた．もし，中途半端な勉強で記憶があやふやであると，ビーコン〔ドイツ語の"wieder kommen（もう一度，来なさい）"の略〕と勉強のやり直しを求められる．とにもかくにも，全ての試問を期限の日程内にクリアするためには猛勉強しかないという解剖学教育の厳しさだけは，今でも鮮明に頭に浮かんでくる．

　というのは，その前，難関の医学部進学過程入試を必死の受験勉強で合格してからの教養学部の2年間は，語学，数学，物理，化学，生物の基本教科以外

は，かなりゆったりと幅広く好きな学問を勉強することができて，各人が自分の趣味にふける余裕すら十分あったからである．その較差はあまりにも大きかった．私自身は謡や仕舞を習い，週末は能を観に能楽堂に通ったり，京都や奈良の古寺を自転車で巡ったり，図書館で古今の小説を読みふけったりして，貧しくとも心豊かな京都の生活を十二分に満喫してきた．そのため，大学受験の猛勉強時代をもう一度繰り返すように感じた真剣かつ典型的な詰め込み教育の解剖学の勉強には，まさに太平の夢を醒されたように感じた．

　それと並行し，次々と講義される基礎医学の生理学，生化学，次いで病理学，細菌学，薬理学，衛生学，法医学，さらに，さまざまな分野からなる膨大な臨床医学の講義や実習も，基本は全て似た教育パターンで進んでいったが，各ステップごとの口頭試問まではなかったと記憶する．

　一方，この時ばかりは，まだ記憶能力がさほどは落ちだしていない20歳の若さで医学の勉強を始められたことを感謝した．医学部には，何浪もしてきた人や，他の学部をすでに卒業してから入学し直してきたという経歴の持ち主もいたが，こういう種類の勉強は記憶力のよい若い者勝ちである．神学博士，哲学博士で，のちにはアフリカでの医療と伝道とに活躍しノーベル平和賞を受賞されたシュバイツァー博士でも，当時読んだその自伝の中に30歳で医学部に再入学した時の想い出として，膨大な記憶量を要求する勉強に参ってしまったことをお書きであったが，国の違いはあっても十分に納得がいった．

　話を解剖学の実習に戻すと，まず初めは人体の一番奥深くに存在する骨格の勉強からスタートを切る．人体を構成する全身のたくさんの骨の標本が与えられ，地理学と同様，それぞれの骨の突起や陥凹の部分につけられた名称までラテン語の学術名で無理やり記憶していく．それが終わると，寄進された実際の遺体の解剖へと進む．恐る恐るその皮膚にメスを立てて切り開き，現れてくるものを順次調べつつ，体内へと進んでいく．女性の遺体が当たった場合，男性に比べると大量の皮下脂肪組織を除去する作業に手間取り，やっと現れてきた神経，血管，筋肉，臓器を確かめて，それぞれの形態と内部構造の解剖へと進まねばならないという苦労があった．一方，痩せた男性の遺体に当たると，皮下脂肪もほんのわずかということもあったりして，そういう遺体が当たったグループは作業の楽さを大喜びしたものである．

　誰もが日常思い浮かべる臓器である消化器系統の食道，胃腸，肝臓，膵臓，呼吸器系統の気管や肺，泌尿器系の腎臓，尿管，膀胱，尿道，男女それぞれに

特有の生殖器系の器官とをくまなく解剖をし，頭部の場合には，目，鼻，耳の感覚器官と口腔内の構造を細かく調べ，ラテン語の術語を覚えていく．ということで，むしろ日本語名称が飛び交うことも，ほとんどなかった．

さらには，これら孤立した臓器とは違い，それぞれにつながる脈管系や，外界からの刺激を感じて人体の反応や行動を支配する脳や脊髄から出て全身に張り巡らされた運動神経や知覚神経，それらに支配される運動器官である多数の筋肉や身体各部位の皮膚との関係も細かく見ていかねばならない．

こうして毎日午後からの解剖実習では，必死で作業し，調べ，記憶することがあまりに多かったため，献体された方々への思いも，死体が気味悪いとか，恐ろしいといった日常的な感慨に浸る余裕すらもなかった．時には実習室で一息ついて空腹に気づき，おやつを頬張ったりした記憶もあるし，たとえ皆が帰ってしまって，たくさんの遺体と同室するようなことになっても不思議に恐怖心は湧かなかった．

この人体解剖を通して，多彩な働きをする諸臓器から成り立つ人体の内部構造と働きを学んでいったが，なぜか皮膚についてだけは，これらの臓器，器官をしっかりと外側から包んでいる革袋という感覚で接するだけで，部位による皮膚の違いも，あまり問題にもされず，さほど細かく調べることもなかった．ともかく，皮膚を切り開き，真皮の下に横たわる血管と神経の枝とを調べた後，厚い脂肪組織を速やかに取り除く作業に追われ続けた．もちろん，各ステップ最後の試問でも他の臓器，組織のような質問は，皮膚についてだけはなかった．

革袋だけではない皮膚

しかし，これから詳しく述べていくように，皮膚は単なるコラーゲン線維主体の革袋だけではない．しかも，そのコラーゲン線維にしても，頭，顔，頸，軀幹，四肢，そして手足，それぞれの構成は一様ではなく明瞭な部位差がある．何より革袋だけなら，臓器を包み込むことはできても，到底，この地上で生きていくことはできない．なぜなら，外界からのさまざまな病原微生物や毒物の侵入に対して，それではまったく無力であるし，何より地上の乾燥した環境では単なる革袋に包まれているだけでは，われわれの身体はすぐに干からびてしまい，生存不能になるからである．

実は，乾燥した地上で生きていくには，全身の生体組織の表面，つまり生き

た皮膚組織は組織液に潤された状態で機能することが求められる．そのため，水分が外界へ蒸散することを抑える働きをする極薄のバリア膜である角層 stratum corneum が皮膚表面を一面に覆っている．さらに，全身，皮膚表面の近くには環境情報をキャッチする知覚神経が張り巡らされ，破綻したところがあれば，すぐに痛みやかゆみが起きるため，そこを環境から厳重に守り，修復を待つことが求められる．つまり，全てを包み，外敵に満ちた乾いた地上の環境を生きていく動物の生存に，基本的かつ必須の防御器官の働きが，皮膚には備わっている．

　さらに，衣服を着て社会的生活を送っている高等動物の人間では，常に露出している顔面や頸の皮膚が，その下のさまざまな表情筋と直接つながり，脳の働きを反映して，微妙な感情や思いまでも表すさまざまな表情をつくり出すことで，仲間たちとの共同社会形成を可能にしている．

　例えば広範な皮膚欠損，つまり潰瘍を他の部位からの皮膚片を移植して覆ってみるとよく分かるが，それぞれの部位の皮膚は部位特有の分化をしており，隣同士であるならまだしも，離れた部位の皮膚では構造も働きもかなり違っており，際立って目立ってしまう．顔など数 cm 離れるとまったく違った構造や機能をしている．ごく近くの鼻と瞼とでもまったく違う．皮脂分泌の少ない瞼は決して鼻のようにピカピカ，ツルツルでもなく，むしろ，動きの多い頸と同様，薄くて柔らかい．

　社会的な動物でもある人間は，他の人たちを遠ざけるような異常な病変を皮膚に持つことは，かつて差別や排除の対象にもされた歴史がある．例えば，日本でもあったハンセン病患者への社会的な差別である．また，重症のやけど（熱傷）を顔面に負い，治った後の引きつった顔の傷痕，いわゆる瘢痕拘縮がひどく仮面をかぶったように無表情な状態では，社会活動はままならない．

　怒ったり，つらがったりは，犬，猫，猿でもするが，幸せに喜び笑うことはヒトだけができ，類人猿ですらヒトのように完璧な笑顔はつくれない．つまり，幅広くさまざまな感情や思い，そのような脳の活動を，顔の皮膚の表情を通して表現できる動物はヒトだけであり，そこに大きな進化の証が見られる．人間社会では，顔はかけがえのない個性を表す器官である．歴史上，美しい個性溢れた顔がたくさんの美術品にもされて，人類文化として後世にまで伝えられてきたが，体内の臓器が露出することはあり得ない．そう思うと，健康な皮膚に包まれて人生を送れることを心から感謝すべきである．それとともに，人間社

会で発展してきた過去の文化遺産を引き継ぎ，美しい皮膚を保ちつつ，それらをさらに良くしたい，という思いも十分に理解できるであろう．つまり，社会的な動物である人間だけが皮膚の健康にも気を使い，本来の美しさをさらに増して周りの人たちをも幸せな気持ちにできる．そのために，皮膚の特徴の美しさを一層生かすには，これから述べていくスキンケアが大きく貢献し得るのである．

顕微鏡の観察で見える皮膚の構築

　さて，医学部では人体解剖実習が終わり，その後の組織学実習では，皮膚，消化器，呼吸器，泌尿生殖器など，間接的であれ外界とは接し得る器官の表面をなす上皮組織を，顕微鏡で拡大して観察する機会が訪れる．それぞれが，機能や働きを特徴的に示す形態の上皮細胞群に覆われていることが分かる．一方，下からそれを支えるコラーゲン線維主体の結合組織である粘膜固有層は，厚さや密度は違うが，上皮組織ほどの部位特有の大きな違いは見られない．

　まずは，皮膚の組織を顕微鏡で見てみると，表面に表皮細胞が数層きっちりと積み重なってできた重層扁平上皮と呼ばれる表皮 epidermis がある．それを下から支えるのは結合組織で，主にコラーゲン線維成分からなる真皮 dermis であり，さらに，その下の広い部分を占める脂肪組織からなる皮下組織 subcutis が観察できる（図 1-1）．そのうち，皮膚の上皮組織である表皮を取り除い

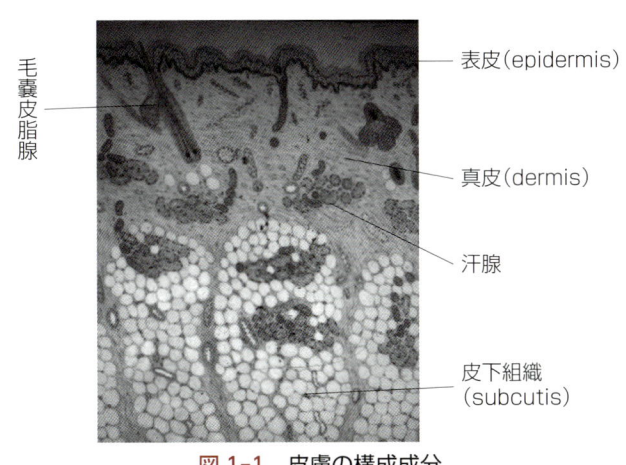

図 1-1　皮膚の構成成分

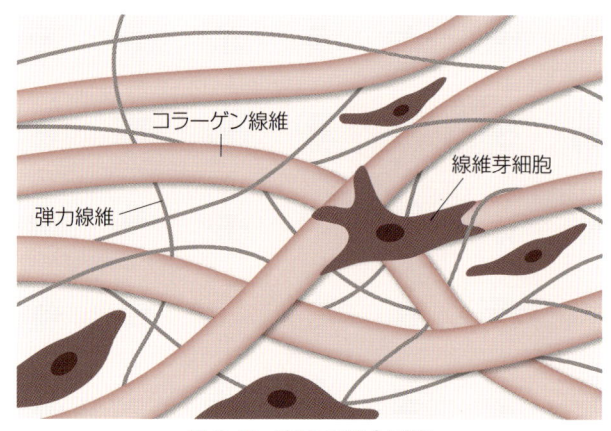

図 1-2 真皮の結合組織
線維と線維の隙間は「ムコ多糖類」.

た結合組織の真皮と皮下脂肪組織は，他の臓器のものと類似した構造であり，皮革の本体をなす真皮はコラーゲン線維主体の結合組織，皮下組織は脂肪組織から構成される結合組織である．

　内外からの物理的な外力を防ぐ働きをする革製品の本体である真皮は，線維芽細胞でつくられた密なコラーゲン線維と，その間を縫ってゴム紐のように引き締める役割をする細い弾力線維と，それら線維の間をびっしりと埋め，組織液で湿ったムコ多糖類と呼ばれるゲル状の基質成分とから出来上がった結合組織である（図 1-2）．これら真皮のそれぞれの成分は，身体各部位に特異的に分化した線維芽細胞がつくり出す産物で，その厚さも内外との関係から部位的な違いは大きい．すなわち，真皮の結合組織は，身体部位に固有に分化した表皮，血管，リンパ管，知覚神経，自律神経などと，親密なネットワークを形成している．

　一方，常に湿った体内の消化器，呼吸器，泌尿生殖器などの器官の内腔表面を覆う粘膜の上皮組織は，粘液や酵素の分泌，あるいは，酸素や栄養成分の吸収など，その器官の働きに適した特有な構造へと分化している．その中で，体外とも通じ得る鼻粘膜，口腔粘膜，泌尿生殖器官の粘膜上皮は皮膚と似た重層の扁平上皮細胞からなるが（図 1-3），最上層の細胞まで上皮細胞の形態を保ち，そのままに脱落していく．しかし，もしも，こういう粘膜が外気に直接曝

顕微鏡の観察で見える皮膚の構築

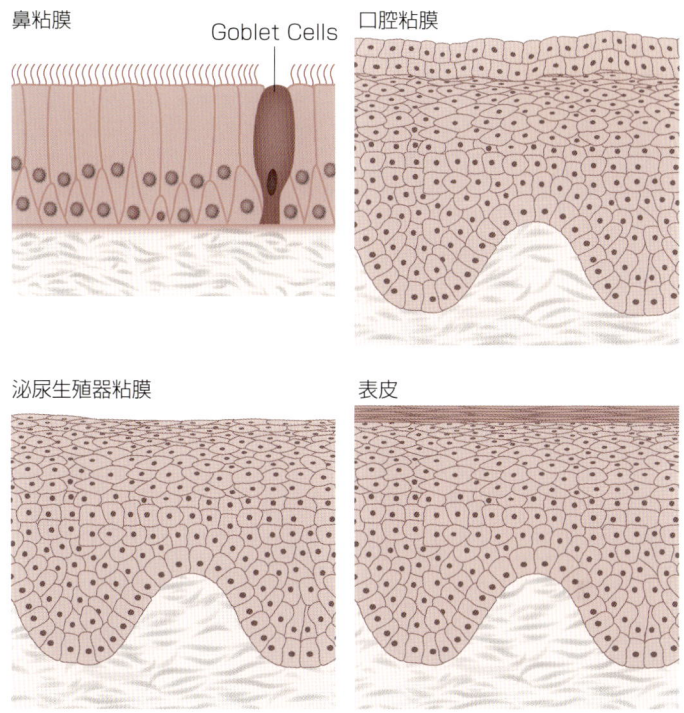

図1-3　各開口部粘膜の扁平上皮細胞と皮膚の表皮細胞との構造比較

されると，皮膚とは違い，乾燥して干物のように干からびてしまう．

　これら粘膜上皮と比べて，皮膚の表皮組織の構造をよく見てみると，実は外気に接して起きる乾燥を防ぐべく，その表面を覆う，前述のわずか1/50 mmにも満たない，すなわち10～20 μmと極薄で，無構造のすけすけに見える膜状の構造物が存在している．つまりそれが，角層 stratum corneum である．普通の組織標本ではあまりにも頼りない構造にしか見えない極薄の角層も，実は，組織標本の作製段階で，脂質を除去する操作があったためにできてしまった人工的な姿であり，真の角層の姿とは似ても似つかぬ構造をしている．もしも，脱脂操作もせず，そのまま凍らせて硬い皮膚組織を薄切りにし，組織標本にして眺め直してみると，本来の角層を見ることができる．それは，多層の扁平な角層細胞のきっちりと積み重なった構造からなっており，それに水を吸わせると，さらにきれいにその層板構造が膨れあがって観察できる（図1-4）．この角

7

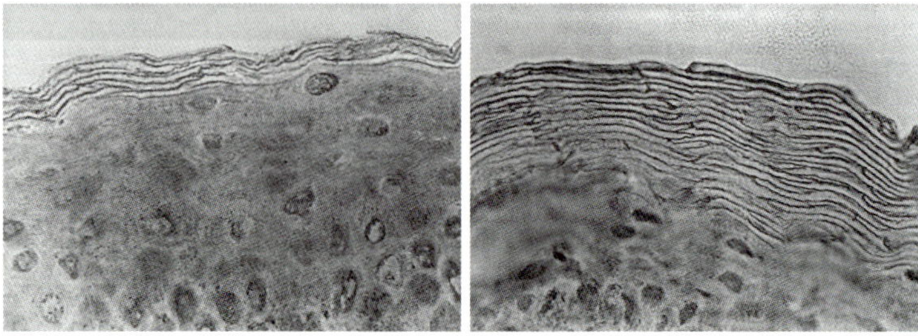

外陰部　　　　　　　　　　背部

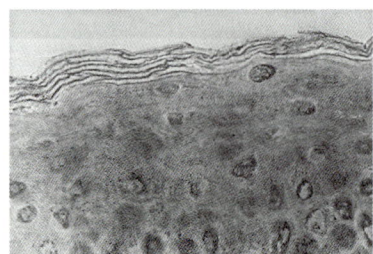

図1-4　部位による角層層数の違い
皮膚と同様，その表面の角層は，決して一様ではなく，身体部位の特徴を反映する．
（Ya Xian Z, et al：Arch Dermatol Res, 291：555-559, 1999）

層があるからこそ，生きた皮膚組織もどんなに長い時間でも乾燥した環境に曝されつつも耐えて，乾かずにいられるのである．

　皮膚の表皮も重層扁平の上皮細胞から構成されてはいるが，表皮細胞と呼ばれるケラチノサイト（角化細胞 keratinocyte）は上方へ数層移動し，最終的に核や細胞器官も失い角化 keratinization という皮膚にだけ特殊な顆粒層で起きる分化過程を経て，「皮膚のバリア」とも呼ばれる超薄の角層をその最上層につくり出して，身体の表面をくまなく覆っている[1]．つまり，皮膚の表皮だけは，生体の細胞の機能が停止した後も，上から見ると極めて薄い煎餅のような形態をとった角層細胞 corneocyte の積み重なったもので，膜状の角層を形成している（図1-4，図1-5）．そのために，分化を遂げて出来上がった角層細胞は，上下左右それぞれ，お互いにがっちりとコルネオデスモソーム corneodesmosome と呼ばれる接着構造でつながり合い，われわれの身体全体をくまなく覆っている．

　この生体を覆う角層細胞は，健康な皮膚でつくられる限りは，たとえ乾いた環境でもカサカサになることもなく柔軟である．つまり，健全である限りは，どんな乾燥した状況でも皮膚表面に水を保ち続けるという，見事な保湿性を発揮しており，結果的に常に柔軟でいられるのである．これはカエルや魚ではあり得ない．彼らはすぐに干物になってしまう．つまり，体内を潤す組織液が，皮膚から角層を通してずんずん蒸散し失われ，ミイラのようになってしまう．

　一方，病気の皮膚では，この機能の落ちた病的な角層の塊，つまり，肉眼的にも乾いてザラザラに乾燥した鱗屑 scale が覆っている．例えば，何日か洗髪

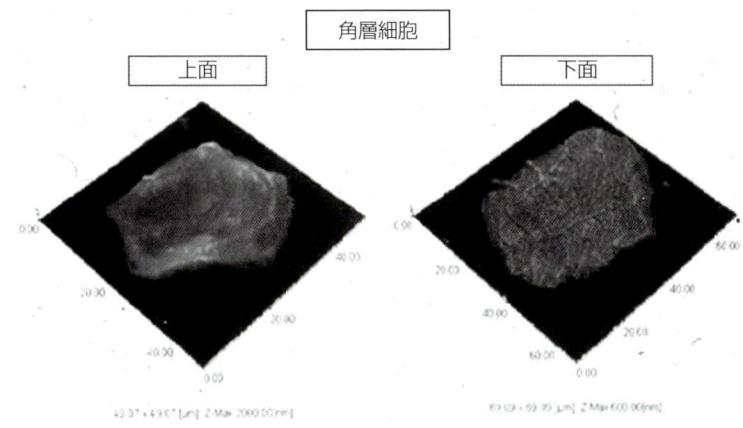

図 1-5　剥離した角層細胞の形態
上面は滑らかで，下面には小突起が目立つ．
(Kashibuchi N, et al：Skin Res Technol, 8：203-211, 2002)

をしなかった頭ではフケに気がつくが，これもそこに繁殖した微生物の真菌（カビ）に刺激されて炎症を起こした皮膚でつくられた，乾燥しやすい病的な角層の剥け落ちてくる塊，つまり鱗屑である．

　また，きれいな皮膚でも，物理的に爪や針で引っ掻いてみると，皮膚表面に白い条をつけられるが，これは機械的に無理やり剥がされかけた角層細胞の塊の連なりである．一方，毛や爪も，実は表皮が特殊に分化してできた頑丈で厚くて硬い角層細胞の塊である．

メラニン色素産生と分配をするメラノサイト

　皮膚表面の表皮には，もう一つ重要な防御機能を持った細胞がいる．夏の日焼けを起こす日光紫外線の防止に有効な，メラニン色素を産生するメラノサイト melanocyte が，表皮の基底層の細胞間に樹枝状突起を伸ばして存在し，周囲のケラチノサイトにメラニン色素を分配し紫外線防御に働いている (図 1-6)．数としては大体約36個のケラチノサイトにメラノサイトが1個の割合で表皮最下層に散らばって存在する (図 1-7)．この細胞は周囲の表皮の細胞と違い上皮細胞由来ではなく，外胚葉の神経堤由来である樹枝状の細胞で，表皮の基底層と毛をつくる毛嚢内の毛母とに分布し，皮膚の色や毛の色を決めている．

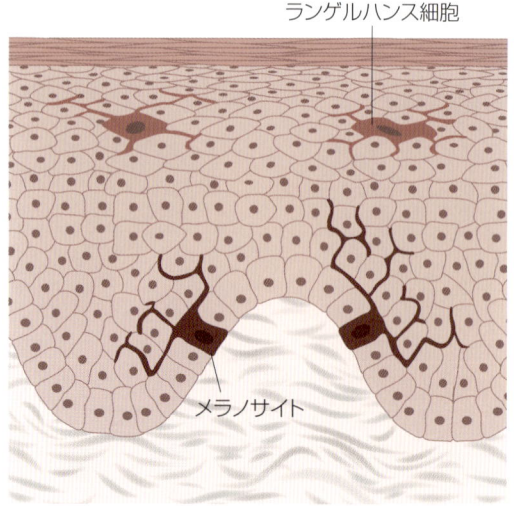

図 1-6　基底層にあるメラノサイト

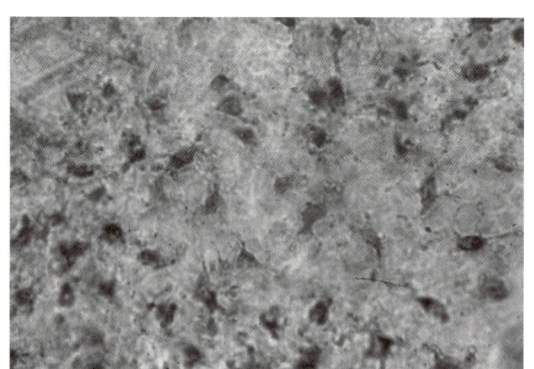

図 1-7　表皮下面に DOPA 染色で散在して染まった樹状のメラノサイト

表皮の基底層にはメラニン色素を作ってケラチノサイトに配り，紫外線から皮膚組織を守る樹状に枝を伸ばした細胞のメラノサイトが存在する．

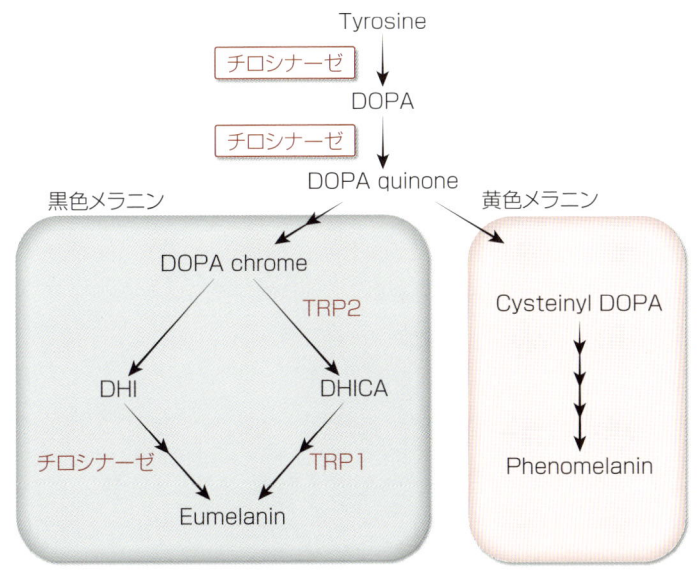

DHI: 5,6-dihydroxyindole , DHICA: 5,6-dihydroxyindole-2-carboxylic acid
TRP-1, -2: tyrosinase related protein-1, -2

図 1-8　メラニン色素の産生過程

　メラニン色素は細胞内小器官のメラノソームでチロシナーゼをはじめ TRP1, TRP2 などの生成酵素の存在のもとにつくられ（図 1-8），メラノサイトの樹状突起の先端が周囲のケラチノサイトの膜に E–カドヘリンという接着構造で付着すると，それが表皮ケラチノサイトに貪食されて，メラニン色素が表皮内に分散する（図 1-9）．メラニン産生の酵素関与の状況の違いから，黒色メラニン（ユーメラニン eumelanin）あるいは黄色メラニン（フェオメラニン pheomelanin）と産生程度が異なり（図 1-8），それぞれの比率から皮膚や毛髪の色の違いが決まる．黒人，東洋人はユーメラニンが多く，白人はフェオメラニンの比率が多い．特に色白で金髪や赤毛の人ではフェオメラニンが多い．表皮が薄くなるようにメラノサイト自体の数も老化とともに減少する．

　メラニン色素は生体由来の天然サンスクリーンとして，常に日光紫外線の直接の影響に曝され得る皮膚組織を守る働きをする．紫外線の強い熱帯地方でも皮膚癌にならずに生き残って住み続けられたのは，白人や黄色人種ではなく，黒人であったことも当然である．ところが，文明，文化の発展とともに，そこ

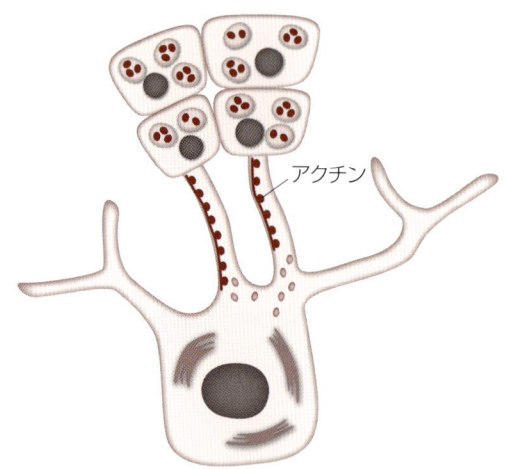

図1-9 メラノサイトの樹状突起とメラニン色素表皮細胞内での分散

で長く暮らすことなど，しょせん無理なはずの金髪や赤毛の白人までが，熱帯の環境に暮らすようになった．そのため，そこで生まれ育った白人の皮膚には慢性紫外線傷害の結果といえるしわやしみなどの光老化が目立ち，皮膚癌もできるようになり，皮膚科医の注目と，日光紫外線防御の重要性も浮かび上がってきた．

　メラノサイトは，皮膚の中でケラチノサイトが分泌する生理活性タンパクであるサイトカインの神経成長因子 nerve growth factor（NGF）や幹細胞因子 stem cell factor（SCF），線維芽細胞や血管内皮細胞が分泌する線維芽細胞成長因子-2 fibroblast growth factor-2（FGF-2）により，細胞自身の増殖や樹状突起の延長，メラニン色素の産生が刺激される．特に紫外線の照射後には，表皮細胞や真皮の線維芽細胞によるNGFの産生が上昇し，メラノサイトのNGF受容体に働いて色素産生を起こす．一方，紫外線刺激後は，血管内皮細胞とケラチノサイトから，血管収縮作用を持つエンドセリン-1 endothelin-1（ET-1）が分泌され，これもまたメラノサイトを増殖させ，日焼け後の色素沈着に関与する（図1-10）．

　さらに紫外線照射や皮膚炎などでの炎症が皮膚に起きると，その部位の細胞が分泌するα-メラノサイト刺激ホルモン α-melanocyte-stimulating hormone（α-MSH），ET-1，SCF，顆粒球・マクロファージコロニー刺激因子 granulocyte

メラニン色素産生と分配をするメラノサイト

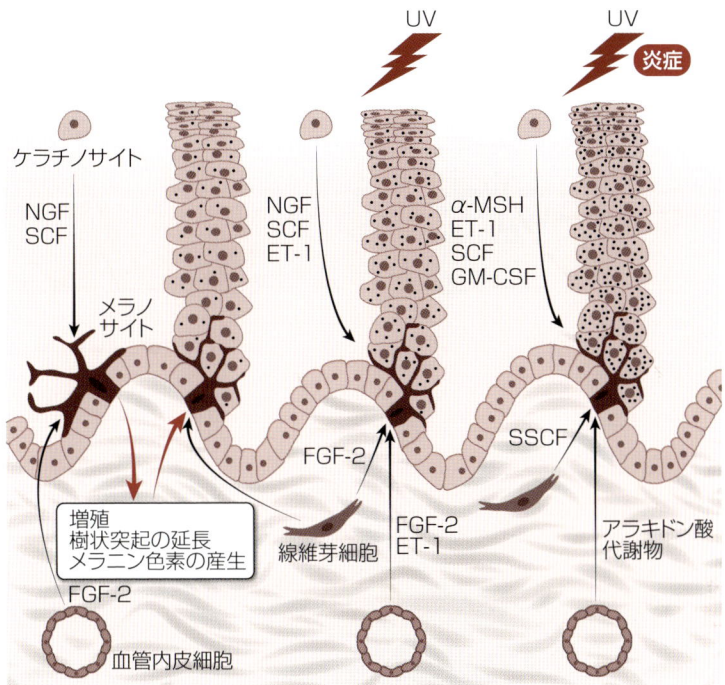

図 1-10　日焼けおよび炎症後の色素沈着

macrophage colony stimulating factor（GM-CSF），アラキドン酸の代謝産物などがメラノサイトの増殖や色素産生を亢進させるため，皮膚は黒くなる．すなわち炎症後の色素沈着である（図 1-10）．

　メラニン色素は可視光線だけでなく紫外線も吸収・散乱して，周囲の皮膚組織を防御する．当然，熱帯に暮らせば，メラニン産生の少ない白人は黒人に比べ日焼けを起こしやすく，長期に日光に当たり続けることで，放射線を浴びたのと同様に表皮細胞や真皮の線維芽細胞の異常を起こし，真皮ではコラーゲン線維の代わりにゴムのように線維を引き締める働きをするはずの弾力線維を過剰につくり出すため，前述のような黄ばみ，たるんだ日光性弾力線維症と呼ばれる変化による深いしわが認められる光老化を生じる（図 1-11）．誰もが成人になれば，子ども時代からの日光曝露の積み重ねで，露出部の顔や手背にはこの変化が見られる．さらには表皮には発癌も起き得る．黄色人種でも程度は軽いが同様である．本来の生活区域を無視した形で暮らすことが多くなった現代

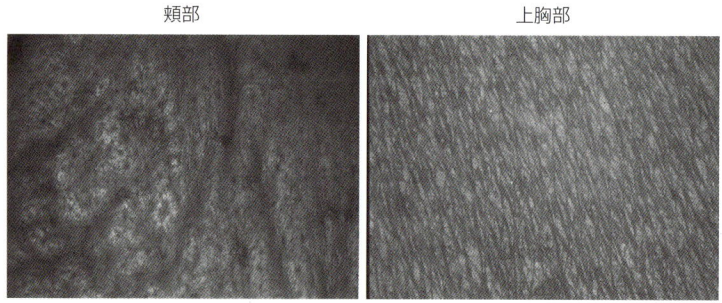

図 1-11　70 歳男性の皮膚
頬には光老化の深いしわと毛穴が目立つ．上胸部には萎縮した皮膚で縮緬皺が見られる．

社会では，真夏や熱帯の強い日光を，避けるに越したことはない環境の放射線と考えれば理解がいく[2]．

ランゲルハンス細胞と真皮樹状細胞

　体内とはまったく違う外界の環境に，直接，全身で曝されている皮膚は，免疫器官でもある．表皮上層のケラチノサイトの間には未熟な樹状細胞 dendritic cell であるランゲルハンス細胞 Langerhans cell が散在して見られる（p.10 図 1-6 参照，図 1-12）．この細胞は，角層を通って侵入してくるさまざまな物質が免疫反応を起こす抗原性を持った異物であると認識すると，成熟した樹状細胞へと変化してＴリンパ球の刺激に働く CD80，CD86 の発現を増す．それとともに，表皮を離れて真皮のリンパ管を通って局所リンパ節に行き，そこで異物の抗原と反応するＴリンパ球やＢリンパ球の分化や増殖を促して，免疫反応を引き起こすように働く（図 1-13）．

　表皮内の樹状細胞だけでなく，真皮内では真皮樹状細胞やマクロファージも同様の働きを担っている．初めて免疫が成立した場合には１週間くらいで炎症が激しくなるが，すでに免疫が成立した２度目以降に抗原が侵入すると，準備された IgE, IgM, IgG, IgA などの免疫グロブリン，Ｔリンパ球の関与などにより，それぞれ数分〜数時間のうちに抗原物質めがけて，種々の炎症反応を引き起こすことができる．

ランゲルハンス細胞と真皮樹状細胞

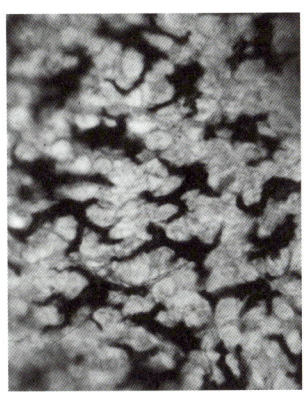

図 1-12　上から見た表皮内の樹状細胞である ランゲルハンス細胞

ATPase染色陽性の樹状の形態をとる表皮中層のランゲルハンス細胞.

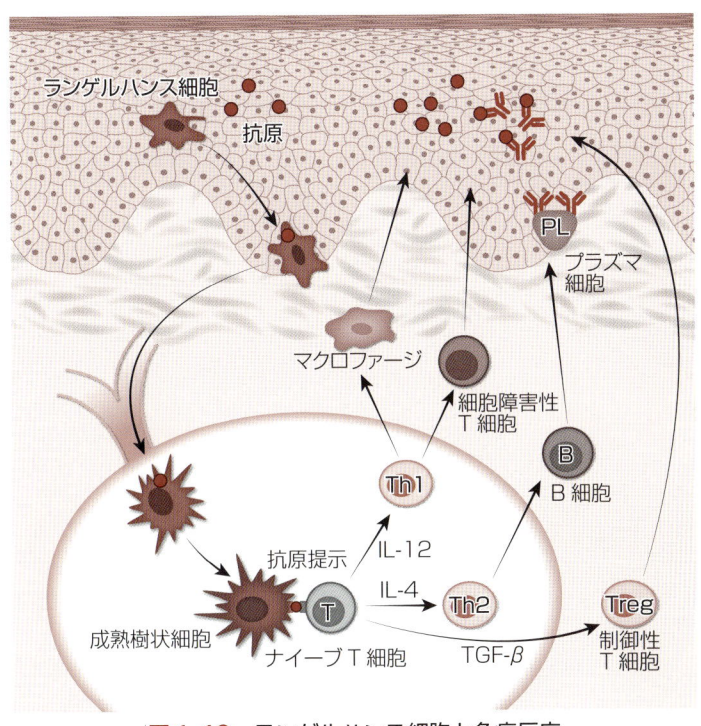

図 1-13　ランゲルハンス細胞と免疫反応

15

脈管と知覚神経

　表皮には脈管成分はないが，真皮乳頭層の毛細血管から滲み出た血清成分である組織液が環流しており（図1-14），栄養物，酸素を供給するほか，炎症や免疫に関係するこれらさまざまな因子の運搬，あるいは皮膚組織の老廃物を除去する．一方，小動脈の拡張や収縮と循環状態，酸素飽和度，また食事由来のカロチンなどは，皮膚の血色や色調にも影響を与える．

　実は，角層をつくることが本来の目的であるケラチノサイト自体すら，炎症や免疫に関係するサイトカインに刺激されてGM-CSFなどさまざまなサイトカインや成長因子を放出するほか，知覚神経細胞と同様の細胞膜受容体を持っており，この受容体を介した機構の影響が，傷害された角層の修復過程にも起きてくる．

　一方，真皮から伸びてきた細い無髄の知覚神経の枝は，ケラチノサイトの間に存在するだけでなく，免疫担当細胞であるランゲルハンス細胞とも密接な関係を持っている．神経線維は炎症刺激で放出されたサイトカインのNGFの働きでも延長する．そのため，微生物や虫によって起こる慢性の皮膚炎では，表皮内のかゆみを感じる細い知覚神経のC線維の数を増加し，ますますかゆみを

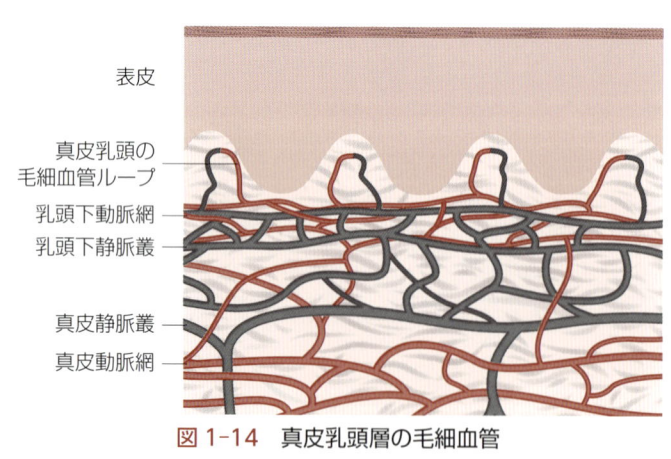

図1-14　真皮乳頭層の毛細血管

感じやすくして，皮膚を無意識で引っ掻くことでさらに炎症を引き起こし，それらを生体から排除するように働いてくれる．しかし，アレルギー反応を起こす分子の環境タンパクアレルゲンによる場合には，かゆみで困っている生体にとっては，むしろ悪循環ともいえることが起きる．掻き傷からの環境タンパクの侵入ということで，慢性のアレルギー反応でかゆい皮膚を引っ掻くことは，ますますかゆみを増すという悪循環を起こすからである（図 1-15）．

以上のことからも分かるように，皮膚は単なる身体の防御膜（バリア barrier）だけでなく，ほかにもさまざまな働きをしており，外界と接する第一線の臓器として働いている．さらに表皮は，次に述べる毛や爪，汗腺などの皮膚の付属器にも分化して，それらを形成する．

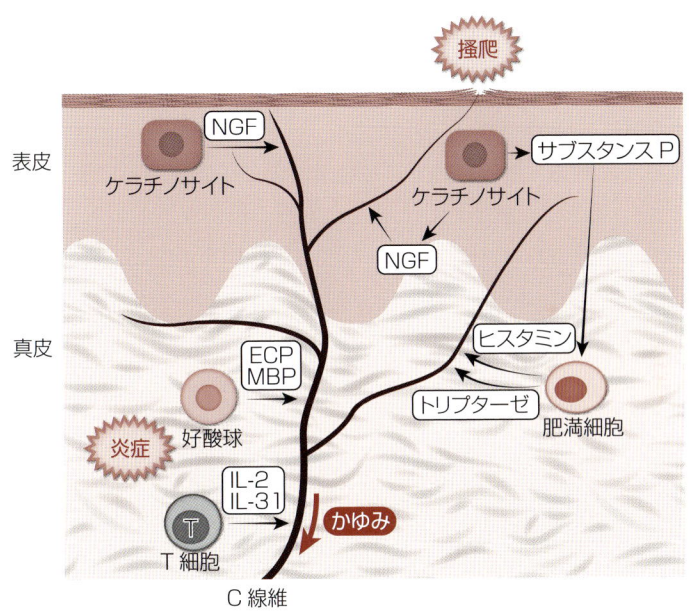

図 1-15　アレルギー反応とかゆみのメカニズム

皮膚の付属器

　皮膚は角層や革袋の真皮をつくり，身体を覆い守っているだけではなく，身体の部位により独特な分化を示し，表皮が真皮深層にまでも伸びていき毛囊皮脂腺や汗腺，さらには指の末端では爪の形成へと分化する．それらを総称して皮膚付属器と呼んでいる．

1 毛 囊

　毛髪は角層と違い硬ケラチン産生を主体としており，表皮が真皮の中下層まで伸びて分化した毛囊 hair follicle でつくられる．ヒト以外の哺乳類では硬毛が体表のほとんどを密に覆って，保温や外界からの物理的保護に働いている．さらに，顔面のひげは感覚器としての機能も果たす．

　しかし，ヒトでは体表のほとんどは軟毛からなり，日常で帽子や衣服を着用するようになっているので，さほど大きな働きはしていない．毛囊の病気では円形脱毛症や遺伝的な疾患もあり，毛髪のない人は人間社会での生活上では困るが，一人で暮らす限りは何ら支障はない．さらに，最近では毛髪の色や形態も自由に変えることで，社会生活上で美容的な意味，男性のひげのような権威を象徴する意味しか持たない．

　ヒトの毛には頭部，眉毛，睫毛，鼻孔前庭部に子どもの時期から硬毛と，その他の体表で，手掌，足底を除いて見られる細く短いうぶ毛がある．実際には，ヒトの毛には2種類あり，硬くて，毛根での成長期の活動期間によっては数10cmの長さにまで伸び得る太い硬毛と，短くて細い，せいぜい1cmくらいのうぶ毛とがある．それぞれをつくる毛囊の大きさにも大小の違いがある．

　硬ケラチンからなる角化産物である毛の産生に関しては，四足動物からの進化を示すように，汗腺が多いが無毛部位である手掌と足底を除き，全身の皮膚に毛囊がある．毛囊は表皮が真皮中層まで陥入した形態をしており，その底部の毛母細胞の角化によりつくられる緊密な角化産物である（図1-16）．しかも，一生，毛をつくり続けるのではなく，実は数年すると休止期に入り毛根も一時的に短くなる．髪の毛を梳っていて，抜けてくる根っこが丸くなっている毛は，みな1日に50本も抜ける休止期の毛である．そしてまた，毛根が伸びだして新たな毛をつくり生やし始める．そのため，いかに毛を切らずにいても無限に長い，引きずるような長髪にすることは不可能である．せいぜい腰までがよいと

皮膚の付属器

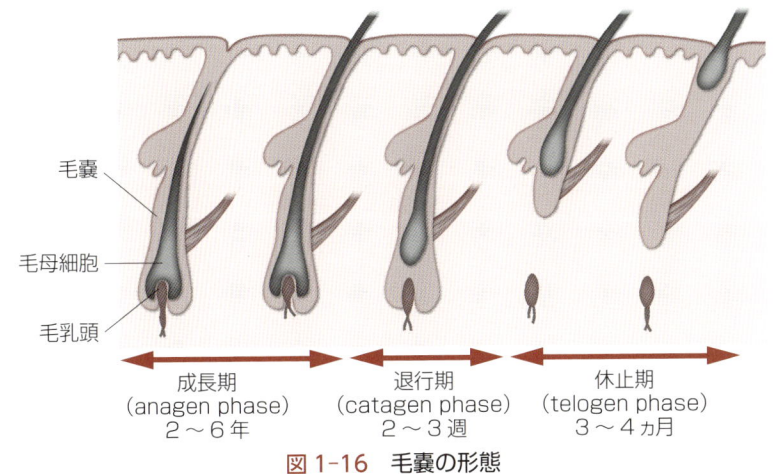

図 1-16　毛嚢の形態

ころであろう．

　成人男性の場合，男性ホルモンの影響で前頭部や頭頂部が休止期で抜けた後，細く短いうぶ毛に替わりだし，外見上，頭の毛が薄くなる男性型脱毛と呼ばれる変化が起きてくる．しかし，毛が生えていないのではなく，うぶ毛に替わっただけのことである．いわゆる「若はげ」の始まりである．人種的には，欧米人に比べて東洋人では男性型脱毛も程度は軽い．

　男性ホルモンは皮脂分泌を刺激するが，顔面のうぶ毛の毛穴と違い，頭部の毛嚢は大きいため，皮脂も角層も詰まりにくく痤瘡（にきび）も出来ない．そのため，頭部の男性型脱毛部は皮脂によりテカテカに光って見える．また，男性ホルモンの分泌が始まる思春期から，腋窩，外陰部のほか，男性では鬚髯部，四肢伸側，軀幹なども太い硬毛が取って代わりだす．

　さらに，年齢とともにFGF-2をつくる遺伝子が減り，色素細胞の増殖性が減り，生え変わりも再配置もされない．となれば，結果として白髪が生える．

2 皮脂腺

　皮脂腺 sebaceous gland（図1-17）の導管は，毛嚢上皮を介して毛嚢孔内に開口し，男性ホルモンの刺激で中性脂肪，ワックス・エステル，スクワレンなどを主成分とする皮脂を分泌する．それらは皮膚表面を覆い角層の水分保持にも働く（p.5 図1-1 参照）．

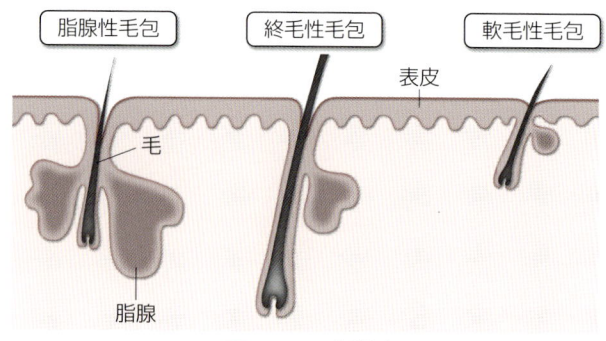

図1-17　皮脂腺

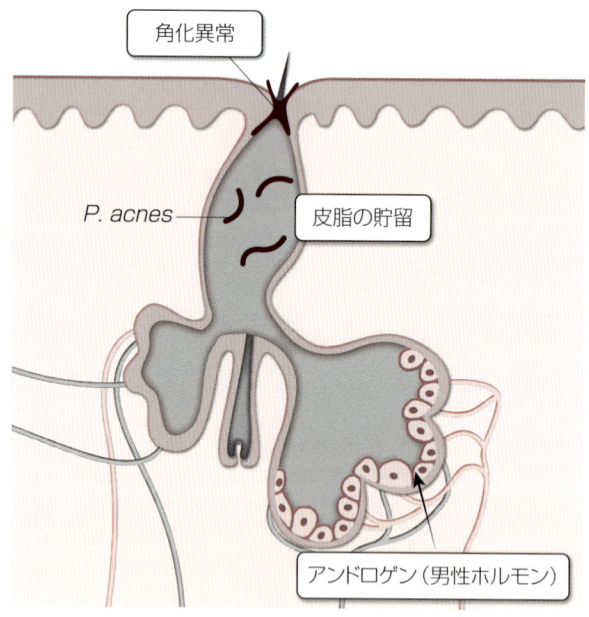

図1-18　皮脂腺の発達とアクネ菌

　皮脂腺は，男性ホルモンのアンドロゲンの影響下で発達する．皮脂分泌が増す思春期からは，脂を好むアクネ菌（*Propionibacterium acnes*：*P. acnes*）が毛囊内で繁殖し（図1-18），リパーゼを産生して中性脂肪を脂肪酸とグリセリンに分解する．グリセリンは水分保持に大きな働きをするため，角層が薄く，皮脂分泌の多い顔面，頭部には，他の皮膚と違い冬でも乾皮症 dry skin は起きにく

皮膚の付属器

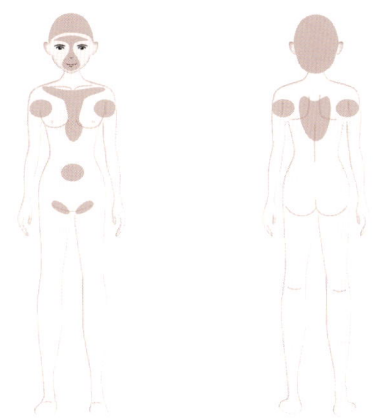

図 1-19　皮脂分泌の多い部分

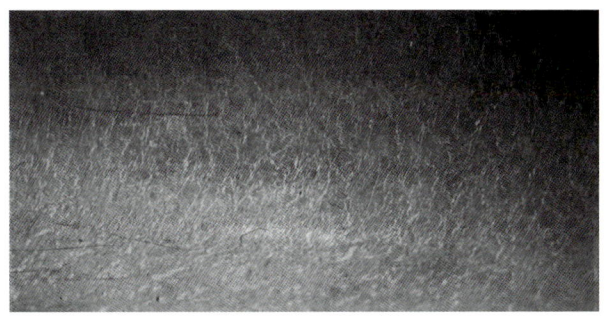

図 1-20　老人性乾皮症の下腿
仙台では冬季になると 60 歳以上の 95％に乾皮症が見られる．
（Hara M, et al：J Geriatr Dermatol, 1：111-120, 1993）

い（図 1-19）．一方，50 歳を過ぎると下半身での分泌量が減り，空気が乾燥する冬季には，皮膚がカサカサ，ザラザラしてくる乾皮症が起きてくる（図 1-20）．また，顔面に皮脂分泌のほとんどない小児では，冬に乾燥皮膚である白いおぼろな斑として見える単純性粃糠疹（白色粃糠疹：いわゆるハタケ）を顔や軀幹に生じる（図 1-21）．

一方，皮脂腺からの皮脂産生とともに，毛嚢内に好脂性細菌のアクネ菌，皮膚表面には好脂性真菌であるマラセチア（*Malassezia globosa* や *M. restricta*）が増殖する（図 1-22）．これらの菌は表皮細胞の自然免疫機構である Toll 様受容

21

第 1 章　皮膚の構造とその働き

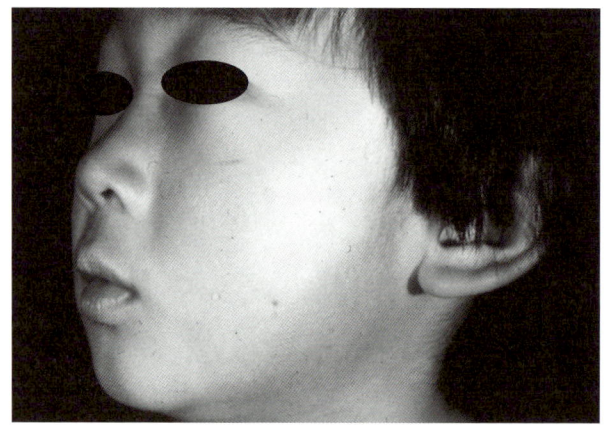

図 1-21　単純性粃糠疹
少女の頬に冬に見られた単純性粃糠疹〔白色粃糠疹（ハタケ）〕．

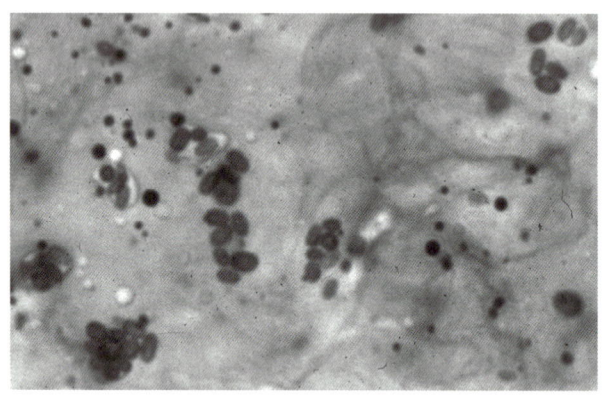

図 1-22　マラセチア
フケのある頭部皮膚から粘着性セロファンテープに付着した真菌，マラセチア．

体 Toll-like receptor（TLR）の TLR2，TLR4 を刺激して抗菌ペプチドの β-defensin 2 の発現や，白血球走化活性を持つサイトカインのインターロイキン（IL)-8，炎症や免疫反応の活性化に関係する IL-1α，IL-6 などのサイトカインの分泌も促し，炎症を誘発するため，若者の顔の「にきび」や頭部のフケ（脂漏性皮膚炎，図 1-23)，中高年の赤ら顔（酒皶）など成人の皮膚疾患も起こす[3]．これらは，特に男性ホルモンに反応しやすい皮膚を持つ欧米人では目立つ．

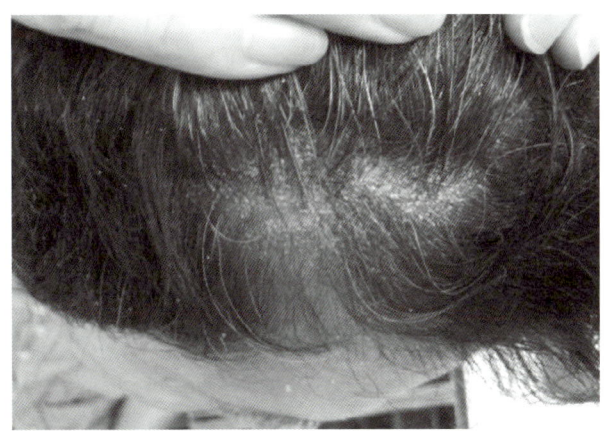

図 1-23　頭部のフケの目立った中年女性の脂漏性皮膚炎

　顔面のうぶ毛の毛嚢は，それ自体は小さいが，皮脂腺の発達がよくて分泌が多く，毛穴が広がらず角層が脱落しにくいため中に詰まって残りやすい．そのため年頃になり皮脂分泌が増え，顔面や頸部，軀幹の上部で脂を好むアクネ菌が増殖すると，細胞膜の自然免疫系を刺激し，炎症や貯留した角層の塊（面皰）が毛嚢を破裂させて，赤い吹き出物としての「にきび」，治れば「あばた」とも呼ばれる傷痕を残す．

　このような場合，成長に伴う男性ホルモン分泌の調節はできないので，皮膚科医は治療として抗菌薬内服による治療，あるいは毛穴の角質，つまり角層細胞と皮脂の塊の貯留で起きる面皰を取り除くような治療を試みる．例えば，ビタミンA誘導体の塗布である．

　なお，顔面でも皮脂分泌は全て一様ではなく，鼻尖，額，頰では多いが，それらと隣合っている眼瞼ではほとんど分泌がないため，眼瞼にはにきびができない．また，顔面に一面のアトピー性皮膚炎が生じても，常に豊かな皮脂分泌のある鼻だけは保湿が効くためか，きれいに取り残される．そして，この現象に注目した小児皮膚科医の山本一哉博士の名を取って「山本サイン」と呼ばれてきた．

　一方，動物の身体の中で歩行用に分化し，地上で身体全体を支える手掌，足底にだけは毛嚢がないため，体表では唯一の皮脂分泌のない部位である．その代わりに，乾燥による厚い角層の亀裂（ひび割れ）を防ぐために活発な発汗がある．

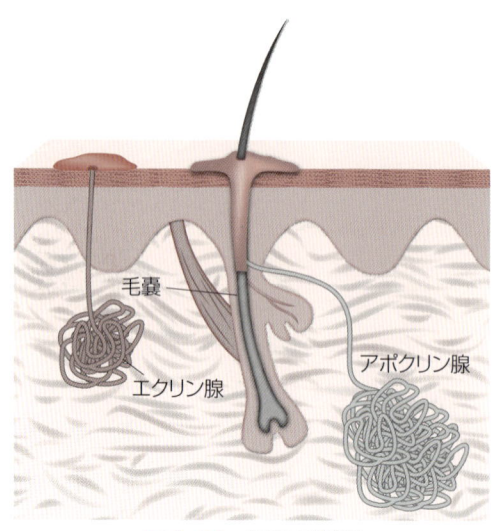

図 1-24　汗腺の種類

3 汗 腺

　ヒトの汗腺も毛囊と同じく表皮の分化でできた付属器である．エクリン汗腺とアポクリン汗腺とがあり，全身的に見られる普通の汗はエクリン汗腺で分泌された汗である．この汗は，表皮を貫通している汗管により皮膚表面に導かれる（図 1-24）．

　一方，思春期から性ホルモンの影響を受けて活動を始めるアポクリン汗腺は，外耳道，腋窩，乳暈，外陰部の毛囊の皮脂腺の上に開口している（図 1-25）．汗腺細胞の一部も断頭分泌されるため，それらが皮膚上の細菌により分解されると，独特の体臭を起こす原因となる．欧米人は東洋人よりこれが顕著である．それゆえ，後で述べるように体臭をカバーするべく開発されてきた香料（フレグランス）の文化が，人類の歴史とともに発展してきた．

❶エクリン汗腺

　体温が上がると交感神経からのアセチルコリンの刺激で汗を分泌し，体温上昇を止めようと働く．汗には後で述べる乳酸，尿素，塩類など皮膚表面を潤す天然保湿因子成分のほか，免疫グロブリン A やサイトカイン，さらに cathelicidin，β-defensin，dermcidin など抗菌ペプチドも含まれている．汗管の閉塞に

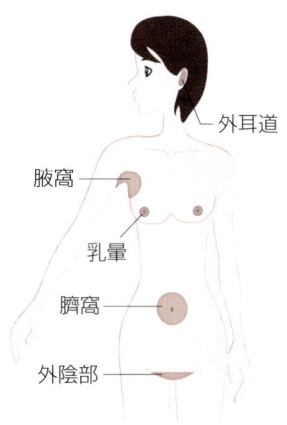

図1-25 アポクリン汗腺が開口している部位

よりそれらが周囲の生体組織に漏れだすと刺激性皮膚炎を起こし，いわゆる"汗疹（あせも）"をつくる．

すなわち，夏暑くて汗をかき続けたり，皮膚が蒸れたりで角層が水分を結合し膨れて汗管が閉じてしまったり，皮膚炎で表皮増殖が盛んになり急激に厚い角層がつくられ汗管が閉塞し，分泌された汗の行き場がなくて汗管が破裂してしまうと，炎症を引き起こして「あせも」が起きる．

一方，皮膚の乾燥が目立つ冬には，乾燥した角層の内の汗管も閉じて，もし運動して急に汗をかくと汗が生体組織内に漏れ出て，チクチクする小さな膨疹をつくる．これをコリン性蕁麻疹と呼んでいる[4]．

さらに，エクリン汗腺は温度上昇以外にも，額，腋窩，手掌，足底では緊張により精神的発汗も起こす．

❷アポクリン汗腺

ヒト以外の哺乳動物では全身の毛嚢孔へ分泌されるが，ヒトでは腋窩，乳房，臍，外陰部，肛門周囲などだけに存在する．思春期から分泌の増す男性ホルモン（アンドロゲン）の影響下で分泌を始める．この腺の上皮細胞は，水分だけでなく，脂質など汗腺の細胞成分も放出するため，これらの成分が毛嚢内や皮表の細菌に分解されると，上述のように特有の臭気を持つ脂質成分を生じ，思春期以降の成人の体臭に関係する．最近では，染色体遺伝子の*ABCC11*の遺伝子

25

形質によるタンパク機能が発現すると耳垢が軟らかく，アポクリン腺の腋臭が思春期から始まり，体臭として感じられることが報告された．白人や黒人では *ABCC11* 遺伝子を持つ人の比率が多いが，東洋人では少ない．

そのため，汗くさいとされる腋臭症の症状が起きやすい人では，あらかじめ殺菌剤含有の制汗剤の塗布で皮表の常在菌を減らしておけば，臭いは生じにくい．

女性では出産後に乳腺から黄色い初乳分泌がある．これは，もともと哺乳類では出産後すぐ，目が開いていない仔獣でも，この初乳の臭いに惹かれ，母親の乳首を探し飲みだすが，人間では授乳がきちんとされるので，必要性はなくなっている．

このように皮膚から分泌される皮脂と汗とは，皮表の微生物で分解されると衣服に付着し，日頃慣れていて本人は気づかないが他人からは顔を背けたくなる体臭ともなり得る．幸い，化粧など気にしない思春期までの子どもでは，このような体臭のもととなるアポクリン腺からの汗や皮脂の分泌が少ないため，体臭をさほど気にせず日々のシャワーや入浴だけで，対人的にも何ら問題は起きない．

しかし，思春期以降，成人に向かい始めると腋窩のアポクリン腺の活動は増す．この分泌腺の細胞は皮脂腺と同様，腺腔に捨てられ排出されるため，これらが皮膚表面の常在細菌に分解されて臭いを発する．1日1回，朝には，制菌剤や殺菌剤の塗布を行い，対社会的には人類の文化ともいえる長い歴史を持った，さまざまな香料を含んだスキンケアをすべきである．自分自身では，さほど自分の体臭を感じないが，周囲の人たちに体臭の嫌悪感を持たれるので，むしろ，香りで幸せな気持ちを皆に与える配慮のほうが大切である．さらに臭いは衣服にもついて残るので，精勤にシャツも替え，こまめに洗濯をすることも大切である．

4 爪（図 1-26）

ヒト以外の哺乳類，爬虫類，鳥類などの動物では，その行動に便利なように手，足の指先が特殊に角化した，角層の角質とは違う硬ケラチンからなる爪をつくり，餌食にする動物を捕らえたり，あるいは牛馬に見られる蹄を走るための助けにしている．ヒトではせいぜい物を掴んだりするとき，指先の柔らかい皮膚組織の支持の役割をしている．いずれも表皮が特殊な分化をして角化したものである．実際には，爪の水虫（白癬）で正常の爪がなくなっても，あるい

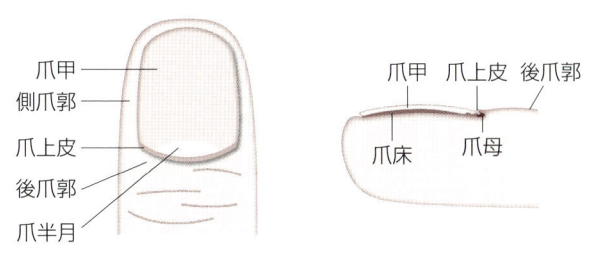

図 1-26　爪の構造

は抜爪した場合にも障害なしに歩くことは可能である．

　後でも述べるように，老化とともに皮膚の角層は厚くなるが，爪もまた同様に厚くなる．時にはきつい靴を履き筒状に変形し始め，圧迫で下の皮膚にまで食い込み痛みを起こす陥入爪を起こし得る．

皮膚の知覚神経

　皮膚の触覚，痛覚，圧覚，温冷覚は，日常，無意識で障害物を避けて行動をし，外界からの刺激や傷害による組織破壊を起こさないように，守ってくれる（図 1-27）．

　露出部である顔面と手足の知覚が最も過敏で，軀幹や四肢はやや鈍感であり，これらは知覚神経末端の数に依存する．表皮内へもほんのわずかC線維が侵入し，その一部はランゲルハンス細胞と密接な位置関係を示す．また，真皮のマスト細胞由来のサイトカイン，腫瘍壊死因子-α（tumor necrosis factor-α：TNF-α）が影響して，接触アレルギー反応での慢性皮膚炎などでかゆくて引っ掻いているような部位ではC線維が伸びて，真皮，表皮内への侵入が目立ちやすい．

　一方，知覚神経は刺激されると末端からサブスタンスP，VIP，CGRPなどの神経ペプチドを放出し，炎症反応も引き起こす．

　その他，血管の収縮や拡張，発汗は交感神経，副交感神経の支配を受ける．

　また，神経細胞や脳の細胞と同様の受容体はケラチノサイトにも存在して，表皮細胞の機能に影響を与える．

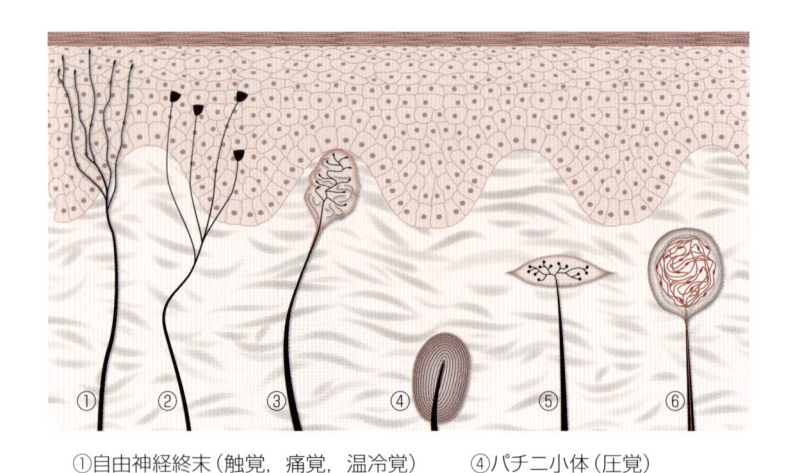

①自由神経終末（触覚，痛覚，温冷覚）　④パチニ小体（圧覚）
②メルケル触板（触覚）　　　　　　　⑤ルフィニ小体（圧覚，温覚）
③マイスネル小体（触覚）　　　　　　⑥クラウゼ小体（圧覚，冷覚）

図 1-27　皮膚の知覚神経

皮膚の炎症と免疫反応

1 補体 complement

　生体の組織を潤している組織液には，血液と同様，一連の酵素反応で活性化されて炎症を起こし，微生物を含めた異物処理を促す補体系物質が存在し，環境から角層を通り抜けて組織を傷害する物質や微生物が侵入すると，直ちにそれに対処する．この系はさまざまな刺激で速やかに活性化されて，C3 あるいは C5 タンパクの切れ端である C3a，C5a アナフィラトキシンが放出され，マスト細胞を刺激し，ヒスタミンなどの放出による血管拡張と血管壁の透過性亢進による浮腫を起こす．一方，C5a アナフィラトキシンは白血球，リンパ球，単球など全ての炎症細胞をその部位へ引き寄せる走化活性を発揮し，さらには集まってきた炎症細胞を刺激して，活性酸素の産生やさまざまな酵素の放出を促し，短時間で炎症反応を起こす（図 1-28）．

　特に表皮上層の分化したケラチノサイトは最も原始的な異物処理機構で，特異的な抗体の関与を必要としない補体の C3 からの活性化を起こす補体の傍経路に関係する C3，B 因子，H 因子などを産生・分泌しており，外界から異物の

皮膚の炎症と免疫反応

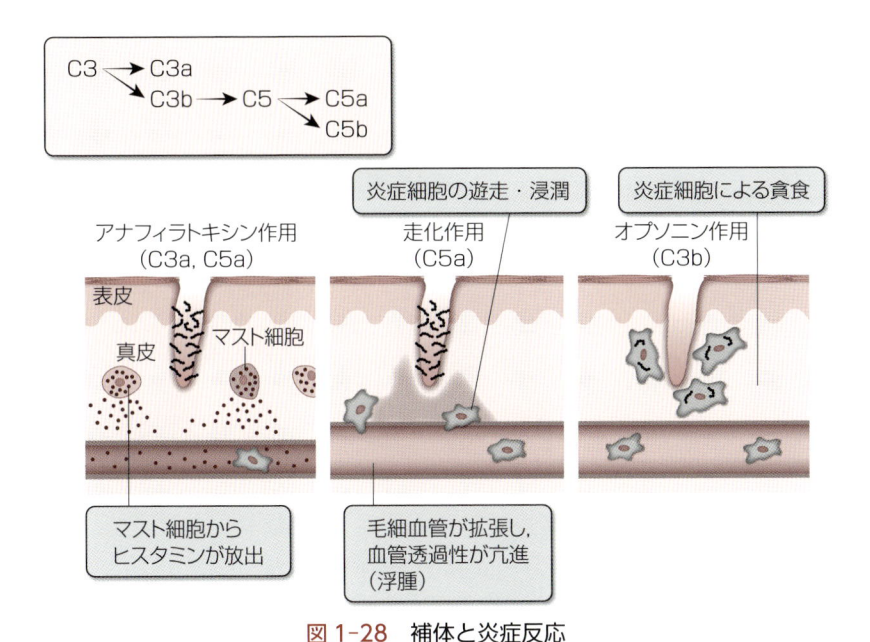

図 1-28 補体と炎症反応

侵入に備えて，直ちに炎症を起こして処理する態勢をとっている．もちろん，抗体が流れていれば，抗原抗体反応による C1 からの活性化が進む古典的経路を介する補体活性化による激しい炎症も起こり得る．

2 Toll 様受容体（TLR）とサイトカイン

特異的な抗原物質への免疫反応だけでなく，皮膚を取り巻いて環境に存在するさまざまな微生物から生体を守るため，前述のように微生物が産生する物質や，微生物に特有の核酸配列を認識する Toll 様受容体が，樹状細胞はもちろん，ケラチノサイトにも備わっている（図 1-29）．その反応が起きると，自然免疫的に働く抗菌ペプチドの β-defensin，cathelicidin（LL-37）が分泌され，炎症を起こすサイトカインである IL-1，IL-6，IL-8，IL-12，TNF-α や炎症細胞の遊走を誘導するケモカインを産生することで，炎症反応をさらに激しくして生体防御に当たるほか，傷害された表皮のバリア機能修復にも働く．これらは刺激があってから数時間以内の早い反応である[3]．

アトピー性皮膚炎患者では角層のバリア機能修復の低下が指摘されているほか，表皮の TLR2 発現が低下し黄色ブドウ球菌やヘルペスウイルスへの生体反

29

図 1-29 Toll 様受容体とサイトカイン

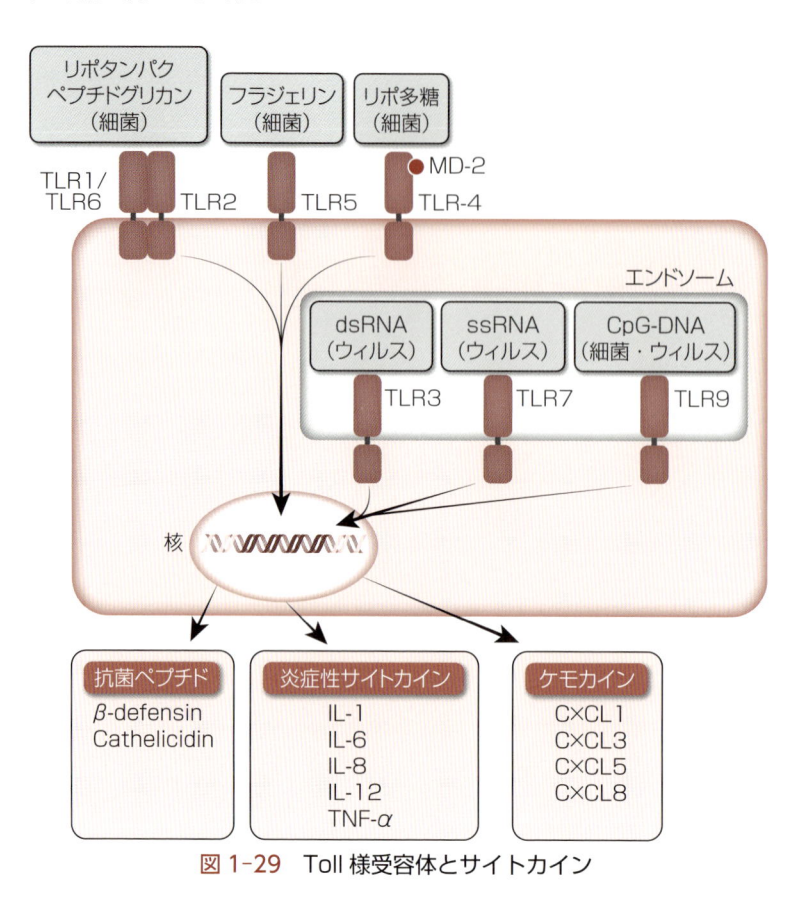

[図中テキスト]
- リポタンパク ペプチドグリカン（細菌）
- フラジェリン（細菌）
- リポ多糖（細菌）
- TLR1/TLR6、TLR2、TLR5、TLR-4、MD-2
- エンドソーム
- dsRNA（ウィルス）、ssRNA（ウィルス）、CpG-DNA（細菌・ウィルス）
- TLR3、TLR7、TLR9
- 核
- 抗菌ペプチド：β-defensin, Cathelicidin
- 炎症性サイトカイン：IL-1, IL-6, IL-8, IL-12, TNF-α
- ケモカイン：C×CL1, C×CL3, C×CL5, C×CL8

応が悪く，軽い病変部でも，それぞれ膿痂疹（とびひ）の水疱，膿疱やびらん，水痘の水疱やびらん（カポジ水痘様発疹症）を起こしやすい．

　また，ケラチノサイトが産生する IL-1α は正常の角層細胞に分化しても細胞内には含有されており，角層の破壊でも，それが放出されて炎症を引き起こす．一方で，すでに炎症があり代謝亢進のある部位で形成された角層細胞には，IL-1 が受容体と結合し炎症を起こすことを阻害する IL-1 receptor antagonist（IL-1RA）も多く含まれ，炎症の終息へと働く．

3 ランゲルハンス細胞

　前述したように皮膚は免疫器官でもある．表皮上層のケラチノサイトの間に

存在する未熟な樹状細胞であるランゲルハンス細胞は，角層を通って侵入してくるさまざまな抗原物質の存在を認識すると，成熟した樹状細胞へと変化する．そして，リンパ球の刺激に働く CD80，CD86 の発現を増すとともに，表皮から離れ真皮を通り，リンパ管を伝って局所リンパ節に行き，そこで抗原と反応する T リンパ球や B リンパ球の分化や増殖を促して免疫反応を引き起こす（p.15 図 1-13 参照）．

表皮内だけではなく，真皮樹状細胞やマクロファージも真皮内で同様の働きを担っている．初めて反応を起こす場合には 1 週間くらいで炎症が激しくなるが，2 度目以降の侵入からは IgE，IgM，IgG，IgA などの免疫グロブリン，T リンパ球の関与により，数分〜数時間で激しい炎症反応が起きる．

表皮には脈管成分はなく，真皮乳頭層の毛細血管から出た組織液が環流し，栄養物，酸素を供給するほか，炎症や免疫に関係するこれらさまざまな因子の運搬，あるいは老廃物の除去をしている．

これまでも述べてきたように，ケラチノサイト自体も炎症，免疫に関係するサイトカインの刺激でさまざまな炎症性サイトカインや成長因子を放出するほか，知覚神経細胞と同様の細胞膜の受容体を持っており，傷害された角層の修復過程もこの受容体を介した機構で影響を受ける．

真皮から伸びた無髄の知覚神経線維は，ケラチノサイトだけでなく，免疫担当細胞であるランゲルハンス細胞とも互いに密接な関係を持つ．神経線維は炎症刺激で放出されたサイトカインの神経成長因子（NGF）の働きで延長するため，慢性皮膚炎では表皮内のかゆみを感じる C 線維の数が増加し，ますますかゆみを感じやすく，それを無意識で引っ掻き炎症を起こすという悪循環も生じる（p.17 図 1-15 参照）．

皮膚の創傷治癒（図 1-30）

皮膚は外傷を受けると，感染を防ぐ炎症反応と組織修復を促すべく，Th1 細胞，Th22 細胞や NK 細胞などの免疫系細胞由来の IL-22 などサイトカインシグナルにより，外傷で破壊された組織の組織修復を起こす．実際にはケラチノサイト，線維芽細胞，免疫系細胞間の反応を通して，皮膚のバリア修復，IL-22 受容体を有するケラチノサイトの増殖と遊走[5]．真皮では細胞外マトリックス産生と線維芽細胞から分化し平滑筋のような収縮性を持つようになった筋線維

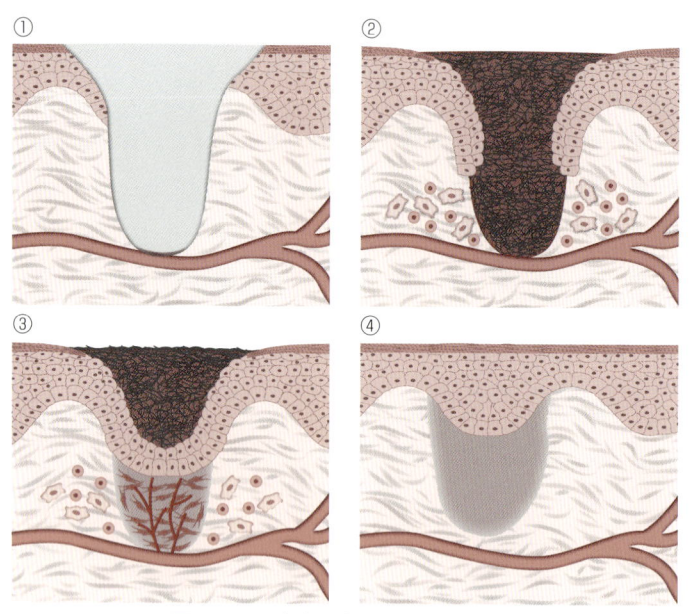

図 1-30　皮膚の創傷治癒の概念図

芽細胞が，創傷収縮により真皮の再構築を進める．最終的にトランスフォーミング成長因子 transforming growth factor-β（TGF-β）経路を介して線維化が引き起こされ，瘢痕や傷痕となる[6]．もしこれが過剰に起きた場合，傷痕が腫れた肥厚性瘢痕となるが，次第に消退していく．また，それがさらに周辺へ拡大し引きつれを起こすケロイドは，人種的にあるいは体質的に起こりやすい場合がある．

スキンケア

　皮膚科学の治療面においては，これまで各疾患の発症機序を目標にして，それらを薬理学的に抑える薬剤投与が開発され，用いられてきた．こうして病気の皮膚を外用薬剤で治療し，きれいな健康な肌に近づけることができた後，治療を中止すると，また疾患の再発が起きてきたりする．つまり，目に見えにくい病的変化は続いていることがある．それらに対しては，医学的に用いられる薬効の強い薬剤には頼らず，より自然な生理学的レベルでも皮膚で働くスキン

ケア製品が近年開発されている．治療薬には副作用もあり得るが，スキンケア製品はさほどの副作用もなく，より自然に良い状態の皮膚を保持し，病気を起こさないようにという工夫がなされる．これに関しては第 6 章（p. 115）で詳しく述べるとして，まずは，環境から生体を守るユニークな皮膚の働きについて，もう少し詳しく述べていきたい．

第2章 生物進化の視点から見たヒト皮膚の構造と機能

　私自身が医学部で臨床医学の講義を受けた50数年前，内科や外科では，まだ聴打診と一般血液検査，X線撮影くらいの検査で種々の内臓疾患の診断をしていた．ともかく内視鏡検査もなかったため，現在と比べれば原始的とまでは言わないが，疾患について自覚症・他覚症の記載は詳しくなされていても，感染症を除いては，原因や発症機序や病変の客観的証明も含めかなり曖昧なところもあった．そのため，何となく教官陣は批判を許さない封建的な感じのする権威主義に包まれているという印象があった．

　その中で，皮膚科だけは肉眼的にも誰の目も騙しようのない病変が目の前に見られるため，誰もが疾患の状態はつかめた．さらに当時，京都大学医学部では就任早々の太藤重夫教授の講義や臨床実習が明快であり，皮膚科学に興味をかき立てられた．先生は早朝の講義の前に，学生とともにストーブを囲んで気さくに話をされ，当時の臨床の教授の中で，唯一，権威主義の雰囲気を感じさせない方であり，親しみを覚えた．かくて卒業後，東京の病院でインターンを1年済ませてから，母校の病院で臨床修練を始めようと戻ってみると，驚いたことに入局希望者の仲間が10人であった．これは，他の大きな科の内科や外科にも近い，医局始まって以来の記録的な数であった．

　当時は卒後数年間は無給医であるのが当たり前であり，週2回は夜に市内の医院で診療アルバイトをしつつ生活を支えた．

　かくて半年後，太藤教授は文部省（当時）からの海外視察の機会を得られ，2ヵ月間，欧米の活動の盛んな施設を見て回る旅に出られた．実は，先生のこの海外出張こそが，私にとっては思いもかけない幸運をもたらしたのである．先生は米国東部のフィラデルフィアにあるペンシルバニア大学に立ち寄られ，ユニークな研究報告や教科書の出版などでその活躍ぶりがよく知られていたクリーグマン教授と会われた．何より彼が，太藤先生の発表された邦文の研究論文の英文抄録の内容までをも知っていたことから話も弾み，ついには京都大学

皮膚科教室から誰か一人を留学生として送りだす，という約束までして帰国された．

しかし，その頃の日本の医学界では，まだドイツ語の術語が主体に用いられていた時代であり，この突然の留学機会の希望者は先輩たちからは出てこなかった．そのため，最終的には入局1年目の私にまでその話が回ってきて，教室では初の米国留学をすることになった．

私は医学生時代，将来の留学を夢みてESS（English Speaking Society）で英会話の練習をしたり，英語の医学書を読み，カルテも英語で書いたりしてきたが，その機会があまりにも早く転がり込んできたのである．今から50年近く前，医学部の同級生の中では一番早い海外留学であった．

ただし，貧しい無給医が飛行機で渡米するには，その渡航費があまりに高すぎた．そこで，当時の海外に憧れた若者たちがよく利用していた大型客船の安い大部屋利用で太平洋を横断し，次いで汽車を乗り継ぎ米国大陸を西から東へと横断し，慣れない米国英語をうまく聞き取れずに苦労しつつも約1ヵ月の長旅の末に，目的のフィラデルフィアに辿り着いた．

しかし，それからの2年半は，この留学時の苦労に十分に報いてくれた．当時の日本とは物質的にも雲泥に豊かな環境に暮らしつつ，皮膚科学の勉強ができた．クリーグマン先生からは生体皮膚を機能的な側面から解析し測定する方法を見つけるべく，健常なボランティアの皮膚を用いた測定の研究指導を受けた．また，週の月・火曜日の夕方は，先生自身が読まれた新たに出版された学術論文の内容を説明しつつ，独特の辛口のコメントが聞けることで人気のあった大学院コースのジャーナル・クラブに出席し，さらに月1回，木曜日の午前中は，市内の皮膚科医が集まる臨床カンファランスに出て，たくさんのユニークな臨床症例を見てからの討論を聴けたので，幅広く新しい臨床や研究の動きを学ぶ機会がいろいろと待っていた．

さらに，当時の日本ではできなかった皮膚の生理学的，あるい薬理学的反応性，刺激反応，接触アレルギー，老化皮膚など日常に出会う皮膚科学的な問題を研究しつつ，幅広い勉強をすることができた．

何より臨床や研究での新たな発見は，国際言語となっていた英語で論文を書き，ハードルの高い国際誌に発表することを目指すべきであるという雰囲気に触れ続けたことで強い動機づけをされた．

そして，実際にヒトの皮膚の機能解析の研究を通して，頭脳のみならず外か

ら見える皮膚においても，人間が進化していかに優れた皮膚機能を持っているかということもあらためて知り，ヒト皮膚での研究の重要性を納得させられた．

皮膚の進化のみちすじ

　地球上に日光，空気，水が存在することで，初めて生命が微生物として誕生してから約40億年にもなる．それからの長い年月の間，ほんのわずかずつ進化の径を辿りながら，動物界では魚類からカエルのような両生類，さらにヘビ，カメ，恐竜のような爬虫類へと進化が進み，乾いた地上にも常在できる動物が出現してきた．そのためには，これらの動物たちの生体組織を環境から効率よく保護して包んでいる皮膚が大きな進化をしなければならなかった．細かく調べて見てみると，最終的に乾燥した地上でも暮らせるような完璧な防御機構ができた皮膚組織にまで進化したのは爬虫類レベルであり，それがないと，むやみに乾いた地上の環境に出て来ても，すぐ干からびて死んでしまった．

　さらに進化した哺乳類の中でも，他の生物に比べ頭脳的にも発達が抜きん出た人類は，長い寿命を持ち，新たな発見を重ね，さまざまな後世に残る文化遺産を残すまでになった．それには，発達した頭脳と極薄の皮膚のバリア膜，すなわち表皮による角層の形成が大きな意味をもっていたのである．

　何より，乾燥した地上で自由に生きていくための障害としては，体内の湿った生体組織を乾燥した大気中で守り包めるような，機能的に問題ない防御膜をつくれるかどうかにかかっている．さらに，それが生体の行動の妨げにもならないほどに薄くて柔らかい構造からなる防御膜，まさにポリエチレンのラップのように皮膚を覆うバリア膜であることが求められる．そして，実際に，進化の極致といえる頭脳を持つわれわれ裸の人間を造り出すとともに，体表面をくまなく覆う，わずか1/50 mmにもならない極薄の角層の形成として結集している．しかも，毛皮にも包まれておらず，裸同然ゆえに，衣服の調節さえすれば，地球上のどんな土地，極寒の寒帯から熱暑の熱帯にも住むことができる．

　このヒトの角層は，皮膚の表面を構成する表皮細胞がじっくり時間をかけて分化の過程を経てつくり上げた角層細胞から形成されている超薄のバリア膜として体表面を包み，たとえ砂漠地帯のように乾燥した地域でも水もわずかにしか失わず暮らしていける．さらには，知能の進んだ人類は，皮膚の手入れをすることで，生命の保持だけではなく，その外観の見映えをよくし，頭脳的な美

的評価にも耐えるように，角層の手入れをするスキンケアをも発展させ，人間社会を形作ってきた．

皮膚の構成成分の中で，他の臓器の結合組織とも共通し大きな部分を占める内部の真皮や脂肪組織だけでは，地上の生活は不可能であった．すなわち，体内にある水分に潤された線維成分のコラーゲン線維，それが弛まずにきちっとした形態を保ち続けるように引き締める働きをする弾力線維，それらの間を埋めるゲル状の基質などからなる真皮，そして柔らかいクッションとして，また保温にも働く脂肪組織などの結合組織は，いずれも皮膚の重要な支持組織ではあっても，乾燥した大気中で生体組織の生存を支えるという点ではまったく無力である．つまり体外の環境とも鼻や口，外陰部や肛門などで一部，外界と接してはいても，体内にある臓器・器官の消化器や呼吸器，泌尿生殖器などの粘膜の上皮組織には，乾燥を防御する働きはまったくない（p.7 図1-3 参照）．

それを可能にしたのは，地上生息動物の体表にあって，直接，環境と接する上皮組織が，特殊な組織構築となるべく分化し，超薄のポリエチレン膜のように皮膚を覆う角層がつくれるようになってのことである．

かつて，皮膚科医も角層については用の済んだ単なる垢の積み重なった層とみなしていた．しかし，実は，この超薄の角層こそが地上の環境からわれわれを守ってくれている皮膚の必須の組織成分である．そのため，日々，新たな角層細胞が表皮でつくられて角層の最下層に加わる一方，機能を失った最表層の角層細胞が垢として剝け落ち，捨てられていくことこそが，外界と接する臓器である皮膚の中で必須の構造であり，それがなければ，誰もが魚やカエルのように水に浸って暮らすしかなかった．

脊椎動物の体表面の構造に見られる進化

水中に住む魚類の体表面は，皮膚とは言っても粘膜状である．彼らが外敵に機械的な防御ができるのは，真皮の結合組織でつくられた骨や歯に似た固いリン酸カルシウム（ヒドロキシアパタイト hydroxyapatite）を主成分とした鱗の存在があるためであり，その表面は粘膜上皮に覆われている．この鎧のような構造では，水中で生活する限りはけががないように生体組織を守ってくれても，陸上に放り出されれば粘膜上皮がすぐ乾燥し，干物になってしまう．

両生類であるカエルの皮膚表面には魚類のような鱗はなく，最表層の上皮組

織である表皮自身に，粘膜上皮と同じく多くの粘液腺があって，その分泌物が常に表面を覆い湿らせている．さらに，この皮膚を介しては，水分の摂取や呼吸もしており，冬眠中の呼吸も80％がこの皮膚呼吸である．当然のことながら，乾いた外気中での皮膚ならびに体内の乾燥化を防ぐことはできないため，どうしても水中や湿った地中環境での棲息が求められる．

　一方，体表全体が厚い鱗に包まれるトカゲやヘビなどの爬虫類にまで進化すると，硬い皮膚表面ではあるが魚類のような真皮の結合組織でつくられた鱗とは違って，表皮起源の硬質タンパク，つまり，毛や爪と似た硬ケラチン主体の角質の膜が体表全体を包んでいる．そして，これらケラチンタンパクの塊である角層細胞の間は脂質が埋めているため，水分を通しにくく，地上での乾燥にも十分に耐え，後で述べる哺乳類の角層と近いバリア機能を発揮する．つまり，タンパクの塊である角層細胞の間隙を，薄い脂質の層がきっちりと充たしているということが大きな意味をもっている[1]．

　ヘビの場合には，厚く硬い鱗の下にある表皮組織が周期的に新しい角層細胞からなる鱗をつくるため，外側の古くなった鱗の部分が新しくできた角層から剝がれる脱皮を繰り返す．しかしワニでは，この脱皮も起きず，哺乳類と同様に皮膚表面から古い角層が，順次，脱落していく．いずれにしても，鎧兜を着けているようなもので，あまりに物々しく，細かい動きは難しい．

　それが，鳥類のレベルにまで進化すると，哺乳類とよく似た薄くて，なおかつバリア機能を持つ角層をつくれるまでに分化する表皮を持つようになる．そのため角層細胞の間にはセラミド，コレステロール，脂肪酸からなる角層細胞間脂質が埋める構造が出来上がり，完璧な角層バリア構造が形成されている．一方，トリの体表を包んでいるように見える硬い角質からなる羽根は，嘴や爪と同じくケラチンタンパクが骨格をなす角層細胞の塊であり，ヘビやトカゲのような重い鎧から脱し，軽い鎧のような構造で，飛行機と同様で空を飛ぶほうへと進化したとも考えられる．

哺乳類の皮膚

　動物界で最も進化した哺乳動物でも，その皮膚組織の表面を表皮細胞が石垣状に積み重なってできた表皮がある．その細胞が時間をかけて分化し，最終的には超扁平な煎餅のような形態をした角層細胞 corneocyte に変わり，積み重

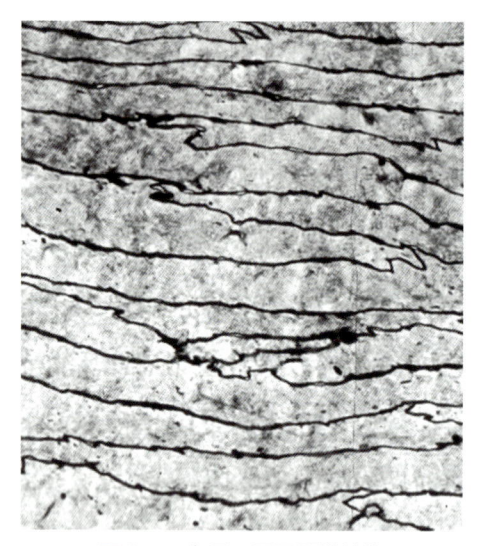

図 2-1　角層の電子顕微鏡像
脱脂操作をしないで，脂肪染色した角層の電子顕微鏡写真．狭い角層細胞間を細胞間脂質がきっちりと埋めている．
(Tagami H : Acta Derm Venereol Suppl (Stockh), 185 : 29-33, 1994)

なって角層を構成して皮膚全体を覆っている．角層は水を保って柔らかく，身体の行動も自由である．もちろん，各々の角層細胞間は，トーストパンを積み重ねたように，薄い細胞間脂質できっちりと埋められていて，水分も通しにくいバリアを形成する（図 2-1）．

　一方，表皮を下から支える真皮以下の結合組織には，基本的にさほど大きな進化の跡はなく，他の動物と同様，コラーゲン線維が主体であり，それらの間を引き締める弾力線維が存在する．そしてその真皮の下にはクッションや保温の働きをする皮下脂肪層が存在するという3つの組織成分から皮膚は構成される（p.5 図 1-1 参照）．このうち皮膚表面は上皮細胞系統の表皮細胞に由来するが，その下の真皮と皮下組織は，結合組織細胞系統である線維芽細胞，脂肪細胞に由来したものである．

　哺乳類で，最も進化したヒトの皮膚の構造を顕微鏡で観察してみると，ぎっしりと詰まったコラーゲン線維の間の所々に毛細血管やリンパ管，さらに神経

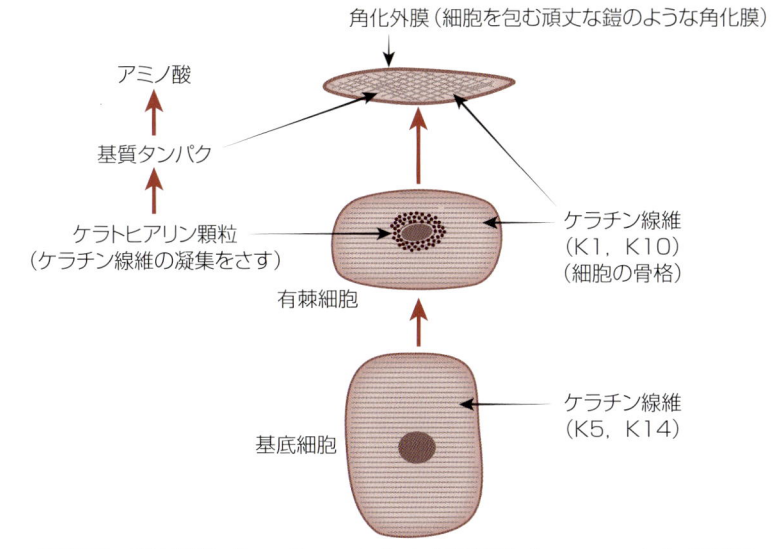

図 2-2　表皮細胞（keratinocyte）と角層細胞（corneocyte）の構造
表皮ケラチノサイトと角層細胞の内張をなすケラチン線維と角化外膜に包まれた角層細胞の構造.

　線維が散在する結合組織からなる真皮が目につく．これらは，身体各部位の機能に見合う分布をしており，その表面では石垣のように数層の表皮細胞の積み重なりからなる表皮組織を支えている．表皮細胞，すなわちケラチノサイト keratinocyte は隣接する細胞同士がデスモソーム desmosome と呼ばれるタンパクの接着構造でしっかりとつながりあい，その内部はケラチン線維による内張りがなされ，表皮細胞の形状が崩れないように形態を保っている（図 2-2）．
　さらに，それぞれの部位による特徴的な分化の違いを皮膚が示すように，下から支える真皮組織の影響下でつくられる表皮組織も全身が一様ではない．四肢末端，顔面，頭部などを見ても分かるように，それぞれ特有の真皮や表皮構造を呈し，最表層の角層にも部位による違いが見られる（p.8 図 1-4 参照）．
　表皮細胞は，最下層である基底層で分裂増殖を繰り返す．細胞分裂をした片割れの一つの表皮細胞は基底層にとどまり，分裂と増殖活動を続ける．そして分裂したもう一つの片割れは基底層から上層へと移動すると，増殖機能を失い，ゆっくりと分化して，角層細胞に変化していく角化過程を辿り始める．

表皮細胞の分裂増殖に関係するサイトカイン

　表皮最下層の基底層にあるケラチノサイトは，分裂をして新たな細胞を上層へ送り出すことを繰り返す．基底細胞自身が分泌して，自分と近傍の基底細胞の増殖を促す生理活性タンパクであるサイトカインにはトランスフォーミング成長因子-α（TGF-α），ヘパリン結合性 EGF 様成長因子（HB-EGF），アンフィレグリン amphiregulin，エピレグリン epiregulin，ベータセルリン betacellulin などがある．特に，表皮増殖の過剰亢進が特徴となる自己免疫疾患の乾癬の病変部などでは前4者の異常な分泌上昇が認められる．

　一方，表皮を下から支える真皮結合組織の構成細胞である線維芽細胞は，線維芽細胞成長因子 fibroblast growth factor（FGF）グループのうちの FGF-7（角化細胞成長因子 keratinocyte growth factor：KGF），肝細胞成長因子 hepatocyte growth factor（HGF），インスリン様成長因子 insulin-like growth factor（IGF）を分泌する．また，毛細血管の内皮細胞もエンドセリン-1 endothelin-1（ET-1）を分泌し，表皮細胞の増殖を刺激している．さらに，表皮や真皮の構成細胞が分泌する神経成長因子 nerve growth factor（NGF）や，表皮の基底層に散在してメラニン色素を産生，分配するメラノサイト melanocyte は IGF を分泌し，基底細胞に増殖刺激を与えている．

　そのような皮膚に，もし外界からの傷害性の刺激や外傷が皮膚組織に加わると，その修復を含めて刺激性皮膚炎の炎症が生じてくる．そうした状況では，まず，周縁のケラチノサイトや活性化した T リンパ球が顆粒球/マクロファージコロニー刺激因子 granulocyte macrophage colony stimulating factor（GM-CSF）を分泌して激しく表皮細胞の増殖を促進するため，表皮は厚くなる．結果としては，分化が不十分な状態で角化し始める．正常の角層は pH 5 に近い弱酸性であるが，分化不十分な病的角層では体内組織の pH である中性に傾くため，カリクレイン関連セリンタンパク分解酵素（KLK5，KLK7）の働きも増強し，角層細胞同士を接着するコルネオデスモソームを消化して角層細胞の剥離を起こし，不完全角化のままで，どんどんつくられる病的角層細胞の塊である鱗屑 scale が，フケのようにポロポロと落屑する．

　さらに，このような角層に傷ができたり，そこから環境の微生物が侵入すれば，免疫の有無とは無関係に菌体成分や分泌した毒素がケラチノサイトの自然免疫系を直接刺激して，まだ免疫がない状態であっても抗菌ペプチドの β-defensin や cathelicidin（LL-37）が働き，HB-EGF の分泌を亢進させて，表皮細胞の増殖や遊走を促し創傷治癒へと働く[2,3,7]．もし，そこに表皮の欠損するような深い傷ができると，真皮由来の KGF や HGF が傷周囲の表皮細胞の増殖と遊走とを強く促し，速やかな創の上皮化による修復を起こすような働きをする．

微生物への自然免疫による備え

　健康であっても，生まれたての赤ちゃんや 60 歳以上の高齢者では，乾燥した環境である冬には，皮膚表面の角層も乾燥しやすい．その結果，皮表に亀裂（ひび割れ）ができれば角層のバリア機能の破綻が起きやすい．もちろん，全身の免疫機能が新たに働き出す状態の皮膚には，外界からのウイルス，細菌，真菌などの病原微生物も，角層のひび割れを通して生きた皮膚組織に侵入し得る．このような場合，通常の免疫反応とは別に，自然免疫 innate immunity が常に働く．まずは，微生物特有の構成成分が表皮細胞膜にある Toll 様受容体 Toll-like receptor（TLR）にキャッチされ，炎症反応を惹起する抗菌ペプチドの β-defensin や LL-37 などの殺菌活性物質を分泌することで対処する[3]．この場合，角層細胞の落屑に働くセリンプロテアーゼの KLK5 や KLK7 も，こうした微生物感染への防御に働くほか，炎症や免疫反応にも関与し得る．

　また，通常，私たちは夏の暑さで汗をかくが，このときのエクリン汗腺由来の汗にも自然免疫の抗菌ペプチド，すなわち LL-37 や dermcidin が含まれており，微生物の感染防御に働く．

　さらにまた，生きた表皮組織の最上層では表皮のケラチノサイト同士が細胞間をきっちりと封鎖するタイトジャンクションである claudin や occludin を形成し，環境から黄色ブドウ球菌などの病原微生物が侵入することを防止している．このように，われわれは皮膚表面の角層とそれを取り巻くさまざまな防御機構の働きにより，免疫反応などが起こらずとも，基本的には無数の微生物に囲まれた地球上での環境を生き抜くことができる仕組みになっている．

　以上，毛囊や汗腺などの付属器は除いて，複雑な皮膚特異的な細胞群とその働きとをまとめてみると図 2-3 のようになる．

第 2 章　生物進化の視点から見たヒト皮膚の構造と機能

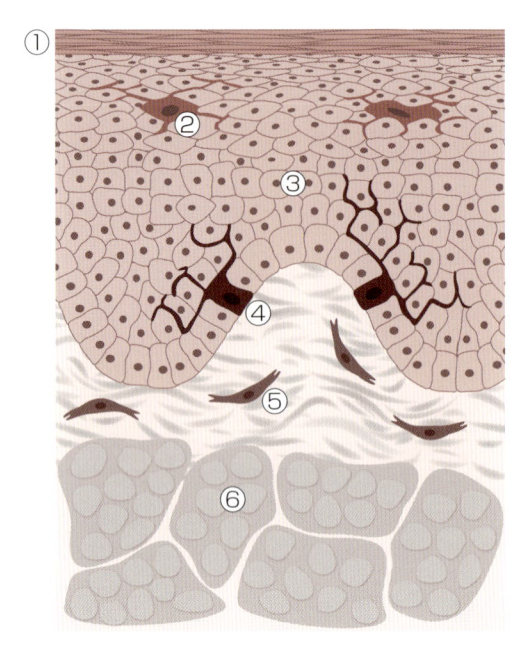

①角層：物理化学的バリア
②ランゲルハンス細胞：T リンパ球への抗原提示
③ケラチノサイト：角層形成，TLR，炎症刺激を介する
　　　　　　　　サイトカイン分泌
④メラノサイト：メラニン色素産生と分配による紫外線防御
⑤線維芽細胞：線維成分の産生による強靭な革成分の形成
⑥脂肪細胞：皮下脂肪をつくり，物理的なクッションと保温作用

図 2-3　皮膚を構成する３つの組織成分の構成細胞

第3章 ライフステージから見たヒト皮膚の構造と機能

　太平洋戦争勃発の直前，私は鉄道員の家に7人兄弟の末っ子として生まれた．当時は神国日本のアジア征服という神懸かり的な政府の発想のもと，若者たちは否応なく徴兵され軍隊の一道具のように戦場へと送り出されていった時代であり，2人の兄たちも次々と徴兵され，長兄は沖縄で，次兄は満州で戦死している．もちろん，その状況の詳細も一切は不明である．幼い私には亡くなった兄たちについても，若く初々しい出征時の写真を通してしか記憶はなく，実際，ともに暮らし可愛がってもらった記憶はおぼろである．

　当然，あの全体主義の時代は，女性たちにも皮膚のケアや化粧，パーマすらもしにくい雰囲気が漂っていた．ブルースの女王と呼ばれた歌手の淡谷のり子さんだけは勇敢にも「非国民」というレッテルを貼られながらも，派手な化粧をして舞台に上がったということが伝説的な話としても残っているくらいである．

　もちろん，徴兵がなくとも，栄養摂取も衛生状態も良くはなく，平均寿命はたかだか50歳程度であった当時，結核をはじめ，さまざまな伝染病で多くの若者が亡くなっていた．しかし，戦後になり，次第に食料事情も改善し，伝染病の予防や治療法も進歩し，今や平均寿命も当時と比べ30年近くも延びて，歴史上，空然の長寿社会となった．

　医療面では，明治以降に西洋医学が輸入されたが，皮膚科学分野では，さほど科学的な根拠もはっきりしないものが持ち込まれ，また皮膚自体も内臓諸器官を包み防御する革袋的な存在として扱われていたおもむきがある．何より，皮膚科学の治療では，歴史的な鉱物あるいは植物由来のタール剤が含有されたさまざまな軟膏が用いられていた．

　また当時の日本でも，ほとんど，その発症が栄養不足以外には確かめられていない「くる病」の予防が謳われて，教育面から「紫外線が皮膚でビタミンDをつくり骨の発育を助けるから」と日光浴が奨励されていた．皮膚科の医療でもその照射治療がさかんに行われ，慢性の炎症性疾患，脱毛症，さまざまな皮

膚感染症や性病，潰瘍，ケロイド，良性腫瘍に，無作為に紫外線治療がなされていた．幼かった私も頭の白癬（しらくも）と診断されて，紫外線治療で病院に通った記憶がある．

このような時代を生きてきて，私自身も結核，慢性扁桃炎，急性糸球体腎炎など，次々と疾患に罹りながら幸いにも無事に育ってきた感がある．しかし，そんな私が皮膚科医として，30代の初めごろから露出部の皮膚に異常，いわゆる老化現象が始まってきたことに気づいた．それはいつも目にする手背に，ポツポツと褐色の小さいいぼのようなものとして生じてきて，70代半ばとなった現在では，数十個の扁平で褐色の良性上皮性腫瘍の脂漏性角化症や，老人性黒子などのいわゆる老人斑として，露出部皮膚にかなり見られる．これは，典型的な過去の日光紫外線照射による光老化の徴候である．

もし私が白人であったならば，紫外線の傷害ももっとひどく，当然，前癌状態である老人性角化症や，皮膚癌ができていてもおかしくない年齢ではあるが，ある程度，皮膚に褐色のメラニン色素が含まれる東洋人であったがために，この程度の光老化の変化くらいで済んでいるのであろう．

皮膚の成長とそれに伴う変化

さて，母親の胎内に育ち生まれてきた新生児の皮膚は，長い間，羊水に浸かり成長してきて，突然，外気に触れるため，生後しばらくは乾燥した鱗屑が関節の内側などに付着している．2～3週間もするとそれが消えていき，玉のようなきれいな皮膚に変わる．この時期には，まだ母親のホルモンの影響が残っており，新生児でも大人でフケ（脂漏性皮膚炎）や，にきび（痤瘡）がでやすい被髪頭部や顔面に皮脂分泌も目立つが，それも1～2ヵ月でなくなり，きっちりと保湿さえすれば，ふかふかな玉のような柔らかい皮膚が続く時期である．この組織学的には真皮結合組織に未成熟な線維芽細胞成分が目立っていた皮膚も，成長とともに線維組織ができてきて次第に頑丈な真皮へと変わってくる．

その後，皮膚が大きく変化してくるのは，性ホルモンの分泌が始まる思春期である．肉体的にも男女の骨格の特徴がはっきり出始めるとともに，男性ホルモンの影響下，再び，皮脂の分泌が盛んとなるため体毛も濃くなり，男子ではひげも目立ってくる．顔面ではひげが生えだす一方，思春期からの皮脂分泌による皮表寄生細菌や真菌の炎症刺激の影響が始まり，にきびや頭皮のフケも出始める．

一方，成人でも中年を過ぎると，身体の性ホルモン分泌が低下するため，次第に代謝が低下した老人の皮膚へと向かい始める．そこでは，肉眼的に目につく皮膚だけではなく，骨格や筋肉も萎縮性の変化を呈し始め，毛根の色素細胞もなくなり，頭髪も白髪に置き換わってくる．それら肉体的な真の老化といえるものに加えて，環境の影響，すなわち，幼い時からの日光紫外線を浴びてきたという影響が，露出部の顔や手背にはっきりとしたそばかすやしみ，しわという形で現れる．それに加えて，色白の人や日光によく当たる人では，時に悪性腫瘍の発症までも見られるようになる．

日光紫外線の皮膚への影響

　柔らかで，触り心地の良いヒトの皮膚は，生体がつくり出した見事な作品ともいえる健康なバリア膜，角層の別の側面としての性状でもある．角層は物理的な遮蔽により傷害性の光線，つまり太陽からの紫外線の透過もある程度は防いでくれており，強い日焼けで生体組織を傷害するB波の紫外線も数10％は角層により遮断される．特にヒスチジン，チロシン，トリプトファンなどのアミノ酸や，*trans* 型ウロカイン酸が紫外線を吸収する．しかし，日光に当たり過ぎて赤くなり日焼けが起きるということは，放射線皮膚炎の軽症ともいえるものであり，長生きすれば，中高年からはその後遺症としてしわやしみが顔や手の皮膚に多発してくる（p.14 図 1-11 参照）．特に白人では，青年期を過ぎれば時には皮膚癌もでき始める．つまり，昔から皆が皮膚の老化と思ってきた変化がそれまでの生活パターンを反映するように現れてくる[2]．

　紫外線はビタミンDを表皮細胞につくらせて，骨を丈夫にもするし，このビタミンD自体は今度は紫外線による表皮細胞の異常を守るようにも働くため，戦前戦後の義務教育では日光浴が盛んに推奨されてきた．しかし，生きている限りは日に当たる機会も多く，何より栄養が食事で十分摂れるような今の時代では，ビタミンD不足で骨が曲がるくる病が発生することもなくなったので，無理に日光に当たる必要などない．

　日光に当たり過ぎれば，色が白くて，すぐに赤く日焼けする白人などでは，まずは幼児期から，細かく淡い色素斑といえるそばかす（雀卵斑）が露出部の顔面や上肢にできてくる．成人ともなると，さらに長期の日光曝露で危険な皮膚癌の発症も起き得る．特に赤い日焼けをすぐに起こすB波（UV-B）と，皮

膚深く透過するＡ波（UV-A）との境くらいの波長が問題である．

　例えば，イギリスからオーストラリアの熱帯地域，またはオゾン層の低下で紫外線の多くなる南極に近いニュージーランドへ移民した，メラニン色素の少ない白人の子どもたちが外で遊ぶことにより，わずか30歳で皮膚癌を発症したり，あるいは長寿社会を反映したアメリカの豊かな白人たちが亜熱帯のフロリダで暖かい日光浴のもと豊かな老後を過ごしていると，皮膚癌発症率が高いことが問題になってきた．このような白人の子ども時代の毎日の日光照射あるいは激しい日焼けは，日光角化症，基底細胞癌，扁平上皮癌，悪性黒色腫の発症に関係し得る．

　どちらにしても生活環境の進歩や食事内容の改善で寿命が延び，長寿社会になってきたことは，皮膚の状態だけではなく，年齢とともに身体機能の一つである腫瘍免疫の働きの主体をなすＴリンパ球依存性の細胞免疫は低下してくる．そのため，わが国でも，皮膚癌の発症率は数10年前と違い，はっきりと増加している．

　中には，日光照射で生じた細胞の異常なDNAを取り除き正常に修復するべき酵素が先天的に欠損した子ども，すなわち色素性乾皮症の子どもがいる．その子どもたちは激しい日焼け反応の炎症が長引き，その後にたくさんの色素沈着を残すだけでなく，前癌状態の日光性角化症や基底細胞癌などが発症してくる．このような家系の子どもでも，生後すぐに診断がつき，乳幼児の時からの日光紫外線の防御を厳重にさえしていれば，いつまでもきれいな皮膚を保つことはできる．

　生物は子孫をつくれば世代交代をし，さらにたくさんの子孫を残すようにして繁栄してきた．ところが人間だけは科学文明を発展させ，現在では人生60年どころでなく，子孫を残してからも，かなり長い年月を生き続けるようになってきたため，普通の人でも，神様も予想しなかった環境からの悪影響が，露出部位の皮膚に起きてくるようになったのである．

　皮膚の褐色のメラニン色素は，可視光線だけでなく，紫外線を吸収・散乱し皮膚組織を防御する．当然，量的にこの色素の少ない白人は，東洋人や黒人に比べて真っ赤な日焼けを起こしやすく，長期に日光に当たり続ければ，表皮細胞や真皮の線維芽細胞が異常となり，露出部皮膚のしみや深いしわとして認められる光老化，さらには発癌が起こりやすい．社会が長寿になるとともに，顔面や上肢の露出部にしみ，しわ，たるみといった，かつては見た目の皮膚の老

徴とされたもののうち，本来の老化皮膚の萎縮で起きる「たるみ」以外は，はっきりと過去の日焼け，つまり一種の慢性放射線皮膚炎の結果ともいえる．いずれも，予防可能な皮膚変化，つまり光老化である．

光老化によるしわ形成

　かつては老人の顔面や襟首に見られる深いしわは，年寄りの皮膚の特徴であるとされてきた．しかし，これらが見られるのは顔と頸部にだけであり，腹部や背部の日に当たりにくい皮膚には深いしわも黄ばんだ変化もできてこない．
　露出されていない皮膚に見られるのは，年齢相応に表皮，真皮，皮下組織の全てにゆっくりとした萎縮性の変化が進行していくことだけである．
　実験的に毛のないマウスの背中に紫外線照射を繰り返していくと，数ヵ月で深いしわをつくり，組織的には日光性弾力線維症と呼ばれる弾力線維の過形成が観察できる．この日光露出部に起きる白人で目立つ彫りの深いしわは真の老化ではなく，日光紫外線の長期照射による変化であることは，マウスの紫外線照射実験でも証明された．
　日光の紫外線照射は少なくとも3種の酵素，MMP-1，MMP-3，MMP-9のマトリックス・メタロプロテアーゼを活性化し，結合組織成分を消化する．また，結合組織中ではⅠ型，Ⅲ型コラゲナーゼを活性化しⅠ型とⅢ型のコラーゲンと細胞外基質とを分解する．一方，それに対して日光照射皮膚では線維芽細胞の弾力線維の産生が盛んとなり，幅広く日光性弾力線維症と呼ばれるように異常な弾力線維の貯留が真皮の上層から中層に起き，皮膚は黄ばんで，深く消えないしわができてくる（p.14 図1-11参照）．すなわち，黄味を帯びた皮膚のたるみは，子どもの時からの日光照射による真皮上層の異常な弾力線維形成，すなわち日光性弾力線維症の結果である（図3-1）．
　さらに，表皮の悪性腫瘍とまではいかずとも，前述のいわゆるしみと呼ばれる良性腫瘍の雀卵斑（そばかす），日光黒子，脂漏性角化症などが，紫外線照射量に比例するように衣服に覆われていない露出部位の皮膚にできる．
　何よりも日光を放射線と考えてみれば，長い人生で意味なく当たることは良くないと誰もが思うはずである．日光浴を奨励してきたかつての健康教育のつけは，現在の中高年の皮膚に多かれ少なかれ残っている．また，栄養と医療の進歩で平均寿命が延びつつある現在，皮膚にだけはかつての教育の結果とし

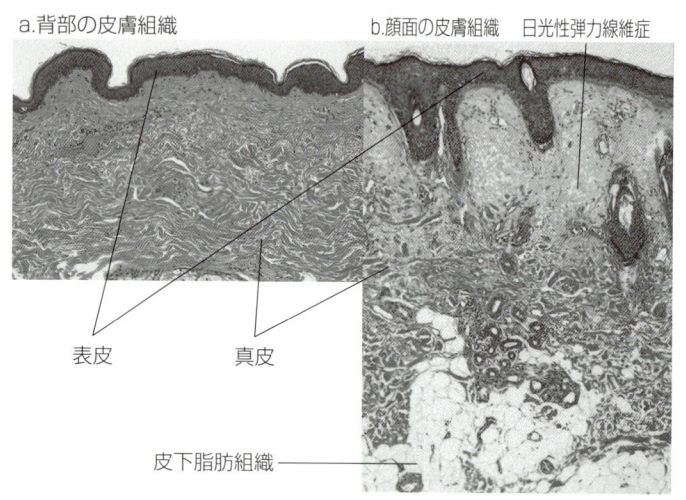

図3-1 被覆部（背部）と露出部（顔面）の真皮線維組織の構成の違い

　て，誰もがある程度の悩みを抱えつつ生きていかざるを得ないし，子ども時代からの紫外線防御の大切さを教育することの重要性を思うことであろう．
　しかし，後述のように，日光性弾力線維症が起きてしまった皮膚であっても，スキンケアをすることで，ある程度の修復は可能であることも，近年，見いだされており，これには将来の研究の進歩を期待することができる．しかし，皮膚組織全体に起きてくる年齢相応の自然老化に対して，それを止めたり，若返らせたりすることは，かなり医学が進歩した現在であっても難しい．

第4章 極薄の皮膚の防御膜，角層の機能的解析

　私が皮膚科医をめざしてスタートを切った50数年も前には，現在と違い医学部を卒業してから，大体は数年間，大学病院で無給臨床研修をすることが当たり前であった．しかし，若くて元気な時期であるため，週2～3回は夜の診療や当直，救急車勤務などのアルバイトをしつつ生活を支えた．そしてやっと有給助手になると，臨床活動にも生活にも余裕ができ始め，ある程度の広い視野から疾患を眺めることができるようになったところで，教授や先輩からテーマを与えられたり，自分でテーマを探したりして研究を始め，数年でその成果をまとめて学位論文を書き上げた．当時は専門医制度がなかったため，こうして医学博士の称号をとり市中病院で勤務を始めるか，大学に残って興味ある研究を続けるか，開業をするか，などのパターンで皆仕事を続けていった．

　その点，私は太藤教授がアメリカ留学というユニークな機会をつくってくれたため，京都大学病院皮膚科の無給医として臨床研修1年を終えた段階で，皆とは違う道を歩み始めた．研究指導をしてくれたクリーグマン教授は，その型破りで男性的な行動については前著『皮膚の医学』（中公新書，1999）にも詳しく紹介したように，人間的な温かみがある一方で，そのユニークな行動や仕事面での発想がけたはずれの学者であった．その先生から，これまでの日本で，その存在自体の重要性に注意を払うことのなかった皮膚の必須の構成成分である身体表面を覆う超薄のバリア膜，角層の重要性について教えられた[7]．

　クリーグマン先生は，ロシアからの貧しい移民の子どもとして苦学して大学の理学部に進学し，カビ（真菌）の研究で理学博士を取得された．その後，医学部に入り直して皮膚科医となり，カビが原因で起きる皮膚の白癬（水虫，たむし）や，日常的なにきび，かぶれ（接触皮膚炎）の研究も始められた．その経歴が示すように，臨床医というより，本来的には研究者であり，経歴途中から診療活動も中止して，皆が見過ごしてきたさまざまな日常的皮膚疾患の発症機序や，皮膚の機能的な解析法に焦点を絞り，アメリカはもちろん，イギリス，

51

ニュージーランド，ドイツ，イスラエル，イタリア，スウェーデン，インドなどの留学生とともに独創的な発想に基づく研究をしつつ，数多くの研究者を育てておられた．

当時，医学界では新しく開発された研究方法として生化学的分析法，電子顕微鏡，蛍光抗体法による観察が導入され，これらの方法にまずは熟練し，自分たちの分野の研究に新たな切り口を開くやり方が主流であった．しかし，先生は生物学研究から出発されたこともあり，最新の研究手法を皮膚に応用するというような研究は頭を使わずにやれるものとして，むしろ，自分独自の観察に基づき研究のアプローチを開発しつつ，若い研究者たちとそれまで見落とされてきた大切な皮膚の機能と病気の研究とに挑んでおられた．

特に超薄のバリア膜，角層の働きは先生の大きな関心の的であった．過去の組織学的観察ではバラバラの構造で，その機能について顧みもされなかった角層が，天然の，手を加えない状態で単離すると，半透明の極薄のプラスチックのような膜であることを示してみせた．その方法は，病巣として手術的に切除した皮膚の端にある正常皮膚の部分を0.01％トリプシンに浸けて，わずか15 μmという超薄の正常角層をシートとして単離し，そのシートで水を一杯に入れた試験管を蓋して覆っておくと，何日たってもほとんど水量が減らない．つまり，角層が単に表皮細胞の死骸の積み重ねではなく，有能なバリア膜として，水のような小さな分子に対しても自由な透過を許さないからこそ，当然，この乾燥した地上に暮らしていても，ヒトの肉体が干からびることもないし，まして，微生物も侵入できない，極薄の奇跡のラップ膜である，ということを簡単な机上の実験で証明された．そしてそれらを当時の『The Epidermis』（Montagna W, Lobitz WC eds, Academic Press, 1964）の一章に書いておられ，当時，私は読み進むとともに，なるほどと納得させられ続けた思い出がある．

さらに，皮膚に一定の大きさの円筒を当てて，一定量の滅菌水を入れ，皮膚表面を篦で平均にかき回したあと，順次その水を十倍数希釈しつつ，細菌培地に撒いて，分離し生えてきた細菌の集落数を数え，体表1 cm^{2}にどれだけの密度で，どのような細菌が分布しているか，という微生物の皮膚表面での生態を数的に示したりもされている[8]．

また，先生は，角層のターンオーバー（turnover）時間の測定方法を開発された．その方法は，当時，皮膚表面に寄生する微生物繁殖が起こす体臭を予防するために，デオドラント石けんに加えられていた紫外線で蛍光を発する殺菌剤

tetrachlorosalicyl anilide（TCSA）を溶媒に溶かし，何ヵ所かの皮膚に貼り付け，30 分ごとにそれぞれの部位の角層を粘着テープを貼り付けては，順次，剥がしていくテープ・ストリッピング tape-stripping を行い，全層の角層を剥がし終わってもなお，その下の生きた表皮組織が Wood 灯からの長波長紫外線照射で蛍光を発していれば，それが TCSA の角層透過時間であると決める．

　次には TCSA をその透過時間だけ，隣の正常皮膚に貼付し続けたあと，毎日蛍光の有無を観察していき，何日後に角層の落屑により蛍光がその部位から全て消え去っていくかを測る．この蛍光の消退日数をもって，角層が剥け替わるのに要するターンオーバー（turnover）時間が測定できるという方法である．こうして成人の腕や背部では 2 週間，顔では 1 週間が角層全層が剥け替わるに要する日数ということを報告された．これが現在どの皮膚科学の教科書にも記載されている，"2 週間の角層のターンオーバー時間"，つまり剥け替わりの時間である[9]．しかし，その後，TCSA が接触アレルギーや光接触アレルギー反応を引き起こすことが分かり，もちろん石けんに加えられることはなくなった．現在では，後述するように，そのような接触感作の起きない蛍光物質の代わりとしてダンシルクロライド dansyl chloride がターンオーバー時間の測定に用いられるようになっている．どちらにしても，それまで誰も気づかなかった色々な角層の動態が明らかにされた．

　先生はさらに，角層のバリア機能のパラメータとして，生体で皮膚表面から角層を通り抜けて水がどれだけ外気に蒸散するかを，皮膚表面に置いた湿度計で測定すれば正確に測れるはずであると，電動式湿度計を作製し，それで経表皮水分喪失量 transepidermal water loss（TEWL）を計測しておられる．正常の皮膚に比べると，ガサガサした皮膚炎の病変では，この蒸散量が異常に高い．つまり病的な角層では角層が水をつなぎえず，バリア機能に低下があるということを TEWL で定量的に示せることを発表された[10]．現在では開放式や密閉式のそれぞれのプローブの機器類が市販されており，自由に購入できる[11]（図 4-1）．

　また，セロファン粘着テープを同一の皮膚表面に貼り付けて角層を剥がすという操作を繰り返していくテープ・ストリッピングをしつつ，角層が薄くなっていく皮膚表面で機器測定をして，その部位での角層バリア機能の変化を調べていくと，TEWL は次第に上昇し始め，最後には角層を剥離できなくなって生きた表皮が露出すると，水面から水が蒸発するように皮膚から水分蒸散が起きることが観察できる（図 4-2）．つまり，角層はその全層の角層細胞層をもって

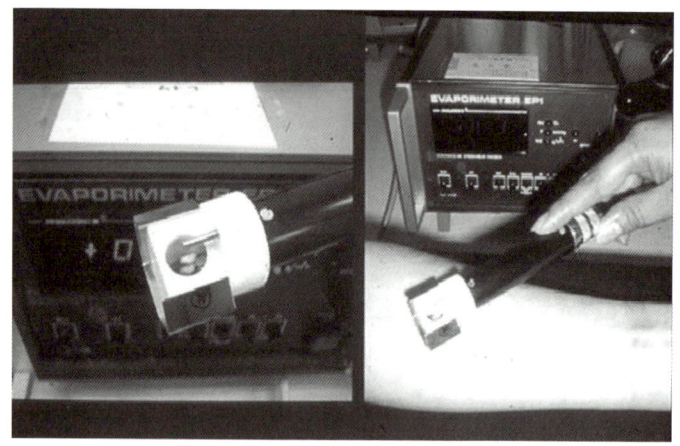

第4章 極薄の皮膚の防御膜,角層の機能的解析

図 4-1 角層バリア機能測定に用いる経表皮水分喪失量測定機器

経表皮水分喪失 transepidermal water loss（TEWL）を測る Evaporimeter（EP-1）.

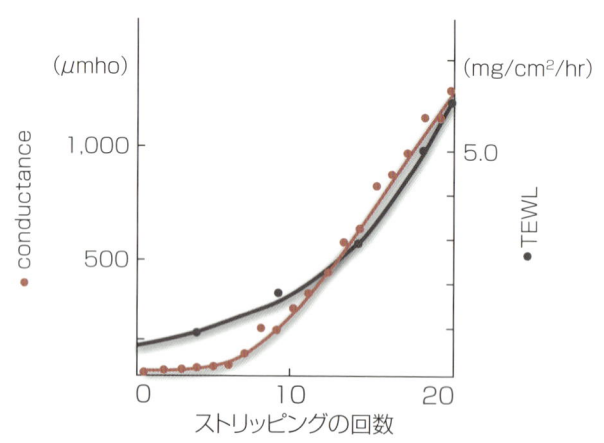

図 4-2 皮表角層の反復ストリッピング回数による TEWL と conductance の上昇

粘着セロファンテープを皮膚に貼り付けては剥がす角層ストリッピングをしつつ,計測した経表皮水分喪失量（TEWL）と皮表水分含有量（高周波伝導度 conductance）.TEWL は剥がすにつれ,次第に上昇するが,角層の水分は表層では変化がなく,角層の半ばくらいから上昇を示す.

54

バリア機能に関与していることなども，それまで皮膚科医が思ってもみなかった独創的な方法により，ユニークなインパクトの高い論文にし，次々と発表しておられた．

　これらの方法を用い，私は実験的に皮膚に一日おきの強力な副腎皮質ステロイドホルモンの外用塗布を繰り返して，皮膚に萎縮が起こせることを見いだした．さらに，塗布開始から2週間もすると，皮膚では色素細胞のメラニン色素産生も低下し白く透見できるようになり，つまむと小じわができやすく，表皮も真皮も薄くなるだけでなく，角層のバリア機能も低下することを，このようなステロイド萎縮の皮膚で観察できた[12]．

　ところが同じように萎縮しているとはいえ，老人の皮膚ではクリーグマン先生の予想に反し，バリア機能の低下などはいくつかの測定法を行ってみても見いだせなかった．つまり，老人の皮膚では表皮が萎縮しても角層には萎縮や機能低下が見られず，むしろ剝脱機構が遅れることで角層が貯留する傾向が見られ，その結果，乾燥してカサカサするのである[13]．

　先生は，また，接触アレルギーの原因物質の抗原性の強さを評価する方法として，皮膚を弱い洗剤の液で刺激した後に，その物質を繰り返して塗布し，何％のヒトがその物質に感作されるかという実験をした．そして，それら物質の接触抗原性の強さを順位づけし，さまざまな化学物質の感作性を評価する皮膚感作性試験（maximization test）を報告している．この方法により，物質それぞれのかぶれやすさ，つまり感作性が分かるため，Journal of Investigative Dermatology に掲載された論文は，その後の20年間で，最もよく引用された皮膚科学分野の論文としても挙げられている[14]．また，その後，同様のことがヒトではなくモルモットの皮膚でも行えることを見いだし，現在では，この変法が物質の皮膚感作性の測定法として使用されている．さらに，これを光接触アレルギーの抗原についても皮膚塗布後の長波長紫外線照射と組み合わせて，物質の皮膚感作性を評価できることも発表された．

　こうして今や，薬用あるいは化粧品用として皮膚に用いられる化学物質がどれだけ感作力を持ち，接触アレルギーや光接触アレルギーを起こし得るかを決めれば，化粧品や外用剤の安全性試験に用いることができるため，さまざまな製品原料の感作性試験に応用されている．

　さて留学中，毎週金曜日の夕方，私はその週に観察した結果を持っては先生の部屋を訪れて討論することを常としてきた．研究には常に新発見が続くわけ

ではなく，むしろ地道な試みの連続と失敗とが起き得るものであるが，先生はいつも，どのような結果を知っても楽しんで耳を傾け，喜んでみせて研究者を励まし，やる気を出させてくれた．確かに周りの研修医たちも先生に会って話すと気分が明るくなるので，マリファナのような人だと評していたことが思い出される．

　実際，先生がいかに素晴らしい研究指導者であったかは，洋の東西を問わず，先生のところで研究指導を受けた皮膚科医たちが，その後，それぞれの国や施設で独立しておのおのの仕事を発展させ，皮膚の研究者，指導者として国際的に活躍を続け，それぞれがまた孫弟子たちを育てている例には枚挙にいとまがないことでも分かる．このように先生から指導を受けた者たちが活躍できたのは，研究とは高価な機器を使い微量物質の分析をするだけでなく，もっと日常的な方法を工夫してでも，それまで見落とされてきたことを見つけ出すことができるということを知らず知らずに学んでいくことができたからであろう．

　特に，わずか10〜20 μmのヒトの薄い角層が皮膚にとっていかに重要な構造物であるかを，先生はさまざまな独創的装置を考案して実証されていた．そこで，最も進化した動物であるヒトの皮膚には進化の様子がどのような形で現れているか，ここでは，ヒト皮膚の最も特徴的でかつ重要な部分，その最表層にある角層に的を絞って見ていこう．

身体部位での角層構造の違い

　内臓の内張りをなす粘膜の最表層はそれぞれの臓器の働きに沿って特有の組織構造をとっており，消化器は栄養の吸収，肺は空気の取り入れをしている．教科書的には，スキンケアの対象となる皮膚も臓器として皆一様なもののようにして扱われてはいるが，決してそうではない．極端な例では顔面の角層と手掌や足底の角層とを比較してみると，同じ皮膚とは思えない外観を呈しており，角層の厚さも顔面ではわずか8〜10層であるのに対し，手足では50〜100層近い厚さである[15]．しかも，その機能も大きく違う．手掌や足底は四足動物が地面の上に立つため，重い身体を支え，平気で歩けるように，真皮内の頑丈な真皮結合組織と相まって，外力に耐える皮膚表面の厚い角層構造をしている．しかし一方では，角層があまりに厚いため，バリア機能が他の皮膚と同様に良すぎると，下部の湿った表皮からの水分が到底表面までには十分に届か

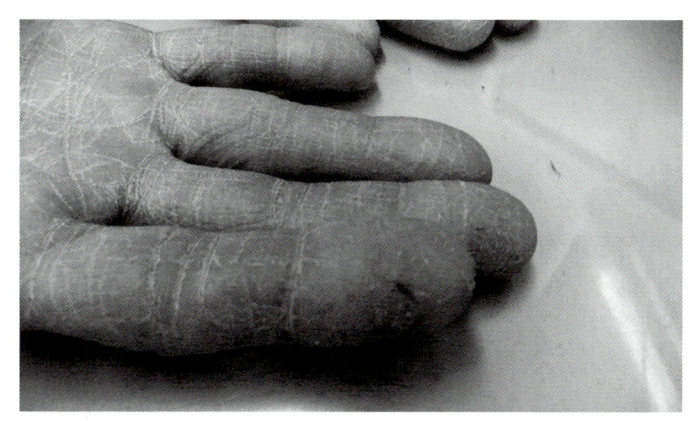

図 4-3　冬に乾燥した指先の皮膚にできた皸裂（あかぎれ）

ず，乾燥した冬には，深くまで乾燥し硬くなり，ひび割れ，すなわち皸裂（あかぎれ）をすぐつくってしまう（図 4-3）．そのため，他の部位に比べ手掌や足底の皮膚では発汗が多く，また，角層自体のバリア機能もさほど良くはない．しかし，下の表皮からの水分が十分に補給されて柔らかいので，4 本あるいは 2 本の足で重い体重を支えていられるのである．

　では，これら角層の違いを組織学的に正常の皮膚では，どのようにして調べられるであろうか．そこでわれわれは角層の全層を組織学的に調べるべく，その層数を数えてみることにした．皮膚科医は良性や悪性の皮膚腫瘍を手術的に切除する場合に，後の皮膚欠損部の修復をしやすくするために，腫瘍の境界のぎりぎりではなく，必ず周囲の正常皮膚を最低数 mm 以上含めて切除する．そのため，その端の正常の部分だけを凍らせ顕微鏡標本をつくった．それに 2％ 苛性カリ液を被せると数分にして角層が水を吸って膨れ，きれいにその層数が数えられるようになる．

　こうして調べていくと，外陰部の角層ではわずかに 6 層（p.8 図 1-4 参照），顔や頸では 7〜10 層，頭は 12 層，軀幹や四肢は 14〜15 層，手背や足背は 25〜30 層である．さらに，手掌や足底となると 50 層，踵は 90 層近くもあり，身体部位により驚くほどの層数の違いが見いだせる[15]．

　さらにまた，角層が異常に薄い顔面でも，部位を変えて調べてみると，瞼と頬とでは角層の性質も生理的な役割も違う．いつも速やかにまばたきを繰り返す眼瞼は柔らかく，さらに不思議なことに毛穴からの皮脂分泌はほとんどな

い．もちろん若者の顔でもにきびは眼瞼にはできない[16]．一方，頬の皮膚はにきびの好発部位で，毛穴も大きく吹き出物がなくても，大人では，ある程度は微生物の刺激で炎症症状が見られ赤っぽい．

　つまり，表皮細胞は単に最下層の基底層で分裂し，その片割れが角化していくといった単純な分化をするのではない．瞼も頬も，それぞれの皮膚の部位に特有な下部の真皮成分からさまざまなサイトカインを介した指令を受けつつ，その部位に見合った分化を表皮に起こしているのである．真皮の結合組織，血管，神経などの分布も全て，他の身体部位とは違った特有の分化の形をとっており，表皮もまた，その影響のもとで部位特異的な分化を示す．当然，表皮の産物である角層も身体の部位により，その厚さも機能も違っておかしくない．

　顔の中でも，外に曝されているとはいえ，赤い唇だけは，まったく周囲の皮膚とは違った性状を示して際立って見える．それは，唇の表面が普通の皮膚ではなく，粘膜に近い不完全な重層扁平上皮からなっており，外気に曝されて乾燥し，全体としても他の身体部位よりバリア機能の悪い顔面の皮膚よりも，さらに３倍も高い水分喪失量を呈する．そのため，乾燥した冬には，油分が多いリップクリームの塗布をしないでいると，口唇には表面の乾燥やささくれも起きやすい[17]．

　皮膚表面の角層だけではなく，皮膚の付属器である毛髪や汗腺の分布も違う．サルや類人猿ですら，顔面と手掌，足底を除き全身が太い硬毛で覆われ，付属した皮脂腺が皮脂を分泌する．ヒトでは顔面のごく一部を除き，うぶ毛の状態も部位により大きく異なり，頭髪ほどには太くはなくとも，胸と腹，背中でも濃い部分と淡い部分があるし，下肢のすねとふくらはぎでは，長さも，生え方や太さも違う．すなわち，これらは男性ホルモンの影響を受けて思春期以降に目立ちだし，男性では女性よりも濃い．同様に，四足動物で調べてみれば，それぞれの固有の分布や付属器の違いは浮き上がってくるはずである．

　汗のかき方でも，部位の違いは大きい．発汗が多く，厚い角層が覆っている手掌や足底の皮膚でも，乾燥した寒い冬，真皮の深さまで道連れにする痛くて深い皸裂（あかぎれ）をつくり得るが，角層が薄い顔には，このような変化は起き得ない．

　顔面などの形成手術で，隣接部位からの皮膚片を使って欠損部位を埋めるのであれば，さほど傷痕も大きな目立ち方をしないが，やけどや大手術後の皮膚

欠損を覆うために，他の部位，例えば目立ちにくい臀部などから皮膚移植をしてみると，部位での皮膚の違いがはっきりと分かってしまう．つまり，皮膚表面の性状を決めるのには真皮が大きな影響を持っており，実際には真皮の結合組織，血管，神経全てが部位特有の分化を示し，それらが放出するサイトカインなどにより，覆っている表皮の増殖や分化の状態に影響が出てくるのである．
　このように皮膚における部位的な特徴，つまり身体部位による特異性は人体の発生とともに決定されており，足底は表皮も角層も異常に厚い一方，眼瞼や外陰部は異常に薄い．耳朶や眼瞼は顔面を構成するが，皮脂分泌もなく，うぶ毛だけである．さらに成人男性では眉毛と同様に硬毛の生える上口唇にも皮脂分泌は目立たず，にきびはできない．そのため，皮膚欠損を覆うにも，なるべく類似した皮膚の種類ということで，近接部位を切開し移動させて欠損した部位を埋めるのに用いないと，移植皮膚片が生着しても異様に際立って見えてしまう．
　かくて，皮膚は頭，顔，軀幹，四肢，手足など身体それぞれの部位で，細かく見ていくと特徴的構造と働きを示しているが，その詳細まではいまだ多くの点で不明である．ということで，教科書に記載されているように，全てが一様の袋の状態である皮膚などはなく，身体の部位によって皮膚機能に必要な進化の特徴を反映して，角層を含め機能面からも外観以上に大きな違いがある．

皮表角層の形態学的な評価

　角層細胞の簡単な検査法としては，皮膚に両面粘着セロファンテープを押しつけて剥がし，その反対面をオブジェクトグラスに貼り付けて，付着した角層に，いろいろな組織染色をしてみる方法である．
　最表層の角層細胞の形態異常を顕微鏡下で評価ができ，皮膚炎があれば，表皮や角層のターンオーバー速度が速くなり，ゆっくりとした分化が起きないため，角層細胞は平坦化せずに厚みを残す．また，その表面積も小さく，時には細胞の核も消化されずに残っている有核角層細胞が観察できる．
　この有核の角層細胞の数は，炎症による表皮増殖亢進のパラメータとなり得る．例えば，皮脂分泌で増殖した頭皮の好脂性真菌のマラセチアによる刺激で成人の頭皮に起きるフケは脂漏性皮膚炎の軽症であり，誰でも洗髪を数日しないと起きてくる．フケを染色して観察すると，正常の角層細胞もあるが，細胞

核を持った表皮細胞，つまり炎症によって増殖が盛んになった結果の落屑ということを示す小型の有核角層細胞を見つけることができる．同様に肉眼的に炎症が見えずとも，皮脂分泌の盛んな若い男性の額や頬の皮膚には，このような角層細胞が観察できる．さらに，この真菌をズームブルー®染色（久光製薬製）で染めてみると，頭皮のフケや鼻翼の横の細かい鱗屑性の角層にあるたくさんのカビの胞子の集落を染め出すこともできる（p.22 図 1-22 参照）．

このような有核細胞とまではいかずとも，肉眼的には正常の皮膚のように見えても，軽い炎症性変化があり代謝の激しい顔面の皮膚などでは，四肢や軀幹の角層の細胞のようには角化外膜が十分に分化して脂質と結合し疎水性が高くナイルレッド染色に陽性に染まるまでにはいかずに，まだ構成タンパクであるinvolucrin の残存も染めだせるような未分化な角層細胞が見つかり得ることをHirao らは報告[18]している．つまり，健常人でも，このような角層表層の細胞の染色態度から，顔面皮膚はターンオーバーが早く未分化な細胞の存在し得ることを簡単に検出できる．

ただし，いずれも生体皮膚表面に病態の変化のあった時期は，観察時よりは数日前で，それまでに起きていた表皮の状態を反映するものであり，現在では，採取時期と同じ状態か，あるいは過去より良いか悪いかの変化をとりつつあるはずである．

皮膚表面 pH 測定

表皮を含め，生きた皮膚組織，血液は弱アルカリ性であるが，角層深部から皮膚表面へ向かい角層の最表層に達するにつれて，角層細胞の成熟度が進んだ健康な皮膚では pH 4.5～6.0 と弱酸性となる．この皮膚の pH は測定器を皮表に当てるだけで容易に測定できる．健康な皮膚の表面には，そこで棲める常在菌のみが棲息しているため，病原菌の黄色ブドウ球菌が繁殖する余地などない．

しかし，皮膚の炎症などで代謝が亢進して，角化が速やかで中性に近い pH のまま表面に達した病的角層細胞が表面に現れると，黄色ブドウ球菌も一気に繁殖するようになり，感染症を起こしやすくなる．アトピー性皮膚炎のびらんした病変部の組織像では，痂皮状の角層内にこの菌の集落までがよく観察される．

また，皮膚を蒸らし角層が水を含み過ぎて白くふやけて脆くなった「浸軟した状態」でも角層の pH は中性に近づき，黄色ブドウ球菌が増える．そのため，

皮膚と皮膚が擦れ合って湿りやすい頸部，腋窩，陰股部，膝の裏側などでは，細菌の増殖により刺激された皮膚炎である間擦疹が起こり得る．いわゆるおむつかぶれや股ずれもその一種である．

　要するに，pHが中性から弱アルカリ性へと傾いた皮膚表面は，病的状態にある内部の状況を反映した即製気味の角層と判断してよい．

ダーモスコピーによる皮膚表面の観察

　われわれは一般に肉眼で皮膚の観察をしているが，実際には，肉眼観察だけでは，到底，微細な病変などの全てを捉えられるわけではない．肉眼以上に細かく角層の性状，特に皮膚表面での微細な変化を見分ける方法を用いれば，異常な変化や病状は，一層はっきりする．

　手相で個人の特徴を示す特有のしわがあったり，手を自由に動かしても，その個人の癖のしわの部分で皮膚が折れ曲がるように構成されている．この手掌や足底の皮膚の内部は，特に血管や神経に富んだ頑丈な結合組織からなっている．指紋で犯人を割り出せるように，個人個人でも大きく違う．つまり，世の中には一卵性双生児を除いて，まったく肉体的に同一な人がいないように，皮膚もまたその個人個人の個性に関係して，同一部位でも構造はそれぞれの特徴を示している．

　かつては虫眼鏡，拡大鏡であったが，最近，皮膚科医はダーモスコピーと呼ぶ皮膚表面を30倍に拡大して観察できる小型機器を頻用している．特に日本人で多い足底の悪性黒色腫か単なるほくろかの鑑別には，信州大学 斎田俊明名誉教授らの発見した皮膚病変の特徴を知ることで，診断上で大きな威力を発揮する[19]．良性のほくろでは，皮膚表面の角層が形作る皮溝に線状の平行のパターンを示すのに対し，悪性黒色腫では皮丘に帯状の色素沈着を示すためである．

　そうでなくとも，それぞれの皮膚表面の細かい変化，例えばしわやしみの本態も簡単に，かつ十分に細かく観察できるが，現在まで正常皮膚の部位差をはじめ，さまざまな軽い病的変化を含めての研究は，まだあまりなされていない．

さまざまな角層の動態

　軀幹や四肢など身体の広い部位の皮膚では，角層の平均層数は14～15層で，

1個の角層細胞の厚さが1μmとすると,せいぜい水を保ちやや膨れて10〜20μmの厚さしかない極めて薄いポリエチレンラップのような膜を構成している.皮膚科学の教科書には,角層の厚さは平均で14層,それが一日1層ずつ剥離するので,角層が全て剥け変わるのには14日,つまり2週間と書かれている.前述のように,これは現在では,クリーグマン先生が新たに考案した接触感作の問題が起き得ず,皮膚組織の中でも角層タンパクだけを特異的に染める蛍光物質のダンシルクロライドの5%ワセリン軟膏を24時間,密封で貼付し,その時点での角層を全て染色し,その黄色蛍光が消えるまでの期間を測る方法が用いられる[20].この部分を Wood 灯の長波長紫外線照射下で,黄色の蛍光の存在の有無を観察し,蛍光が消えるのに何日かかるかで角層の剥け替わる時間を測定する.

普通,前腕屈側の皮膚では2週間くらいで蛍光が消えていくが,激しい皮膚炎では数日,また自己免疫反応の炎症が起こす乾癬では2日の時間がかかる.一方,ガーゼで前腕の皮膚を軽く覆って保護しておくと,蛍光が消えるまで3週間くらいかかるため,皮膚表面は摩擦という物理的な働きがなければ落屑が起きにくくなることも観察できる.

また,モルモットの皮膚で,角質を柔らかくして,その除去を速める6%サリチル酸白色パラフィン処置を毎日塗布すると,無処置の皮膚ではターンオーバー時間が11日であったものが3日くらいまで短縮する.同じく角質溶解作用を示す尿素製剤も同様な作用を示すので,いずれの薬剤も足底の局所的な異常な角層の貯留,表面の乾燥で起きる鶏眼(魚の目)や胼胝(たこ)への有効な角質溶解効果も確認できる.

表皮最上層のケラチノサイトの層板顆粒から角層細胞間に放出され,角層細胞の剥離へと働くセリン・プロテアーゼのカリクレイン関連タンパク分解酵素(KLK)のトプシン様酵素とキモトリプシン様酵素とは,それらの抑制因子である LEKTI(Lympho-epithelial Kazal-type-related inhibitor)とのバランスにおいて,角層細胞間の接着装置であるコルネオデスモソームを徐々に分解する.このようにして角層の上半分で細胞間の接着を弱くし,ついには皮膚表面から角層細胞を垢として剥離させる.しかし,日々新しい角層細胞が下の表皮から補給され,そのバランスで角層は一定の厚さを保っている[21].

軀幹や四肢の皮膚を覆う角層は大体14〜15層の角層細胞で構成されており,その最上層から一日に1層ずつ,古くなり機能の低下した角層細胞が垢として

剥離し，下からは新たな角層細胞が補われるという過程をとる．つまり，これらの部位の角層が全て剥け替わるまでのターンオーバー時間は，約2週間である[9]．

　一方，いつも環境に露出され，社会生活をする上では自由で豊かな表情が求められる顔面の角層は10層以下と薄く，1週間少々で全層が剥け替わっている．その剥離した角層細胞を調べてみると，季節によっては未分化なものも認められる．表皮のターンオーバーの亢進や角層の不完全な形成があると，前述のようにHiraoらは，角層細胞の角化脂質外膜の形成も，けっして完全とはいえないため，顔面の皮膚では脂質と結合していない角化外膜の構成成分であるインボルクリンを残す未熟な状態が，皮表にまで残存していることを証明している[18]．

　特に，冬の肌荒れがあり，炎症刺激で代謝亢進のある顔面の角層では，こういう未分化角層細胞の比率は高くなる．一方，軀幹や四肢では，こういう角層細胞があまり見られない．同一人であっても，露出した顔などでは環境からの刺激で軽い炎症を起こした状態になっていることが伺われて興味深い．例えば，冬に子どもの露出した顔の単純性粃糠疹（白色粃糠疹：ハタケ）の白い部分は，軽い炎症刺激による鱗屑(りんせつ)の存在によるといえる[22]（p.22 図1-21 参照）．

　なお，全身が毛皮で覆われる動物でも角層の厚さは大体ヒトの顔の程度と同じく薄く，同じくらいのターンオーバ時間で角層が剥け替わっている．四足動物では，足底で，直接地面と接して身体を支え続けることに耐えるために，50層を超える厚さを持つ．手掌や足底の角層は当然その厚さに比例した日数をかけて剥け替わりが起きるが，角層全層だけをきっちり染色できているという証明が難しく，他の部位のような明確なターンオーバー時間は分かっていない．

　仮に，外から皮膚に刺激性物質が入り表皮が傷害を受けると，刺激性皮膚炎が起きる．例えば実験的によく用いられる刺激性のある界面活性剤のラウリル硫酸ナトリウムや，植物由来のクロトン油などの外用で起きる皮膚炎は，ケラチノサイトのセリン・プロテアーゼを活性化し炎症を惹起する．さらに細胞や組織成分の破壊産物の刺激，血管の拡張と炎症細胞の遊走と，その代謝の亢進や刺激で集まってきた炎症細胞が放出する炎症性サイトカインにより炎症が増強する．結果的には，前述の表皮細胞の増殖を刺激する種々のサイトカインが放出されて，表皮は厚くなるとともに，不完全な分化の病的角層，すなわち表皮細胞成分の遺残物，特に通常の顕微鏡による観察でも見られる核の遺残（錯

角化）までも持った角層細胞が容易に見つけられる．

　フケのように乾燥し落屑を起した鱗屑，すなわち病的角層の塊に覆われた炎症部位の角層はバリア機能も当然低下しており，角層を通しての体内からの水分の蒸散量は上昇する．そこでは当然，角層の水分結合性物質であるフィラグリン由来のアミノ酸（natural moisturizing factor：NMF）も少なく，角層の脂質の構造も不完全で少ないため乾燥してしまい，ボロボロと割れてフケとして落屑が起きる．

　健常人で一定の激しさの人工的・機械的な刺激で皮膚炎を起こすには，前述の皮膚のある1ヵ所に粘着性のセロファンテープを貼り付けて，一気に剥がすという操作の反復をする．もはや角層が取れなくなるまで角層のストリッピングを完全にすることで，その部位だけの角層を全て剥ぎ落とし，つやつやと湿って赤い表皮組織が現れるようにできる．このような超浅層だけの破壊による機械的な刺激でも，短い時間で表皮ケラチノサイト，真皮上層の線維芽細胞，炎症浸潤細胞の好中球やマクロファージがアラキドン酸系の起炎性物質（エイコサノイド eicosanoid）や IL-1α，TNF-α などの起炎性サイトカインを放出し，さらには活性化した T リンパ球も IL-2，IL-4，IL-6，IL-8，IL-10，INF-γ，TGF-α，TGF-β，GM-CSF など，さまざまな炎症性サイトカインや細胞増殖因子，細胞接着因子の ICAM-1 を産生放出することで刺激性皮膚炎を引き起こす．皮膚内の細胞間での情報伝達も加わり，それらの中の成長因子が放出され，表皮基底細胞が数日間は盛んに分裂して増殖するようになる．

　こうした人工的な刺激性皮膚炎の角層のバリア機能を機器で測定してみると，角層欠損で生体組織の露出とその後の急造された痂皮や鱗屑があっても，傷害の程度に比例する角層のバリア機能の低下，つまり TEWL の上昇が観察される．この刺激された表皮の増殖反応の亢進により引き起こされた異常な角層バリア機能の低下は，4日後にはかなり回復するが，まったく正常となるまでには2週間はかかる（図 4-4）．また後で詳しく述べる皮膚表面の異常な角層水分保持機能も，正常レベルにまで戻るには2週間を要する[23]．つまり，免疫反応の関与なしで起きる刺激性皮膚炎では，角層のバリア機能異常は皮膚の傷害の程度に比例して生じ，速やかな経過をとる．

　一方，免疫反応による湿疹性皮膚炎は，抗原刺激から数時間おいて始まり，症状のピークが2〜3日後から起きる遅延型のアレルギー性接触皮膚炎では，炎症性サイトカインの放出も短時間で生じる．それにより引き起こされた表皮細

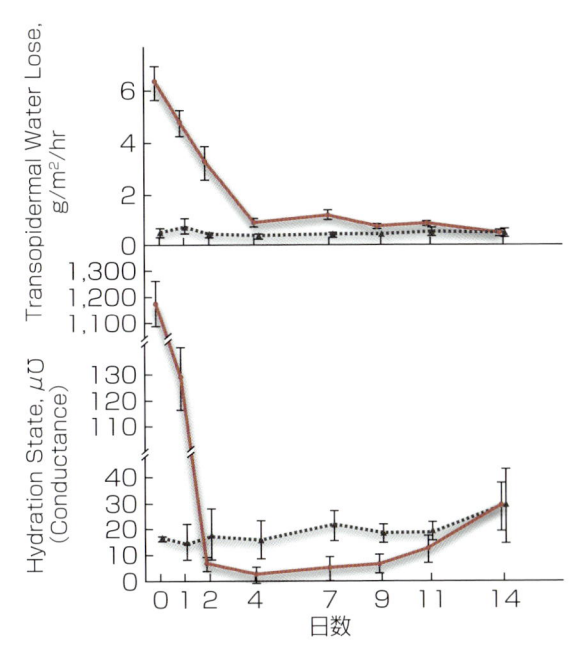

図 4-4 ストリッピング後の経表皮水分喪失と皮表水分含有量の経時的変化

粘着テープを用いて角層の前層のストリッピングをした部位での経表皮水分喪失（TEWL）と皮表水分含有量（高周波伝導度 conductance）の経時的な変化．TEWL ははじめ数日で病的な角層である鱗屑ができると急激に低下し，そのあと 2 週間で徐々にそれが剝離し正常の角層に変るにつれ元のレベルに戻る．一方．皮表水分含有量は 2 日後に痂皮ができて低下し，その後はそれが次第に剝離すると，2 週間で正常レベルに戻る（点線は周囲の正常皮膚での測定値）．

(Tagami H, et al：Arch Dermatol, 121：642-645, 1985)

　胞の増殖によって，全体として表皮が厚くなるだけでなく，不完全な分化のままで速やかに角層細胞への形成が起き，さらにそれらが速やかに塊り，つまり鱗屑となって剝げ落ちる落屑が見られる．

　目的論的に見れば，このようにして皮膚に侵入してきた異物や毒物あるいは微生物や炎症を引き起こす物質は，病的角層とともに速やかに排除されるが，弱い炎症反応が数週間も持続し得る．

　また，激しい炎症状態が持続することでは，自己免疫的に厚い鱗屑を伴う浸潤のある紅斑が特徴の乾癬の皮疹の場合，著明な炎症性病変部位では，正常皮膚では 2 週間を要した角層ターンオーバー時間も炎症の激しさに比例してわず

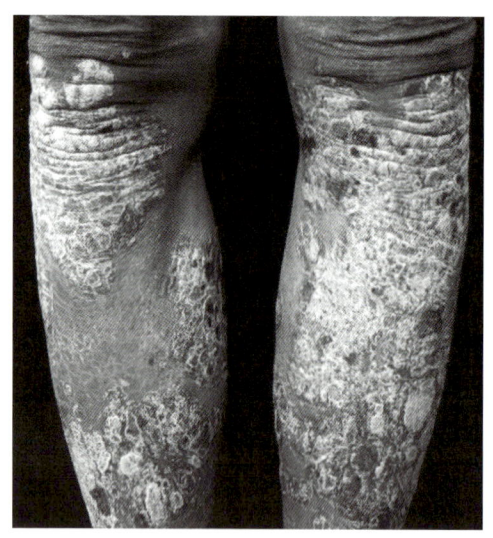

図 4-5 乾癬患者の下腿に生じた著明な鱗屑性病変

か2日間にまでも短縮し得る.当然,ここでの即製の病的な角層は,水分を保てず乾燥した肉眼的にも厚いフケの塊のような硬い乾燥した白っぽい角層の塊,すなわち厚い白色の鱗屑として見える(図 4-5).

前にも述べたように,かつて冬の乾燥した空気に曝された子どもの顔や,現在ではアトピー性皮膚炎の軽症で見られる皮膚の乾燥した辺縁のはっきりしない白色斑は,炎症の程度が非常に軽い皮膚炎であり,単純性粃糠疹(白色粃糠疹:ハタケ)と呼ばれてきた.一見,単に皮膚が部分的にザラザラと乾燥して荒れた状態としてのみ見えて,周囲の正常皮膚と比べ,後で述べる角層水負荷試験で,角層の機能的な解析を調べてみると吸湿性や保湿性は低下している[22](p.22 図 1-21 参照,図 4-6).

では,老化は皮膚にどのように影響するのであろうか.ダンシルクロライドによる角層ターンオーバー時間は,健常人の四肢では 14 日と報告されているが,代謝の低下した老人の皮膚では,"面の皮が厚い"と冗談でも言われるが,角層の剥け替わる時間も延長している.特に冬の空気の乾燥で皮膚もカサカサしてかゆみが起きやすい老人性乾皮症のある四肢の皮膚では,角層細胞層数も若者の 1.5 倍の 20 層近くもある.それが剥け替わっていく日数(ターンオーバー)

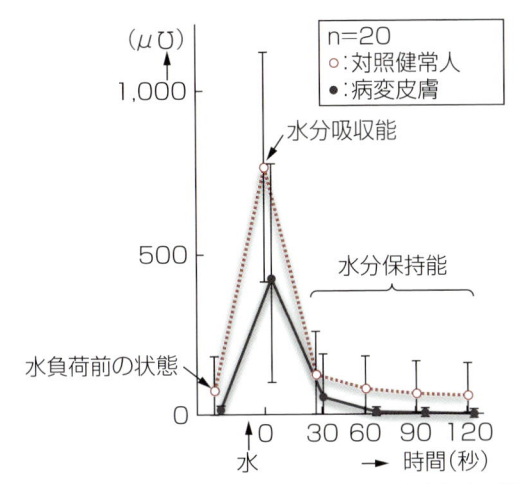

図 4-6 単純性粃糠疹（白色粃糠疹）の病変部と（●）と隣接する正常皮膚（○）における角層水負荷試験の比較

10秒間水を塗布したあと，拭き取ってから30秒ごとの皮膚表面の高周波伝導度測定．

 も，教科書的な2週間よりもさらに1週間余分の3週間もかかるようになる[24]．
 不思議なことに，常に外に曝されているヒトの顔面では，角層は薄く，わずか8～9層しかなく，1週間少々で剥け落ちてしまうターンオーバーの速さを示す．外から見える顔面部位の中では，始終，瞬きを繰り返す眼瞼の角層が一番薄い．さらに，顔面でも，額，頬，鼻背とそれぞれの部位を微妙に反映して，厚さと機能の違いがある．前述のように外陰部に至っては角層も6層程度の厚さでしかなく，その下の線維組織の真皮も薄く，常に柔らかい皮膚をしている[15]．
 しかし，この薄い顔面の角層でも，内側の常に組織液で湿っている巨大な生体組織をきっちりと包み，環境からの影響を遮断して防御し，常に一定の状態で表皮や真皮が機能するように厳重に守る働きをしている．角層の薄い顔面で実際に，バリア機能がどれだけ皮膚を通し水が失われるかを頬で経表皮水分喪失量を測ると$15\ g/m^2/hr$近くもあり，これは軀幹や四肢にできたバリア機能低下のあるアトピー性皮膚炎や乾癬の病変部のレベルに近い[25]（**図 4-7**）．すなわち，軀幹や四肢のほとんどでは$5\ g/m^2/hr$のレベルであるが，顔面では3倍以上も水分喪失量が高くてバリア機能は良くない．しかし，日常生活をしてい

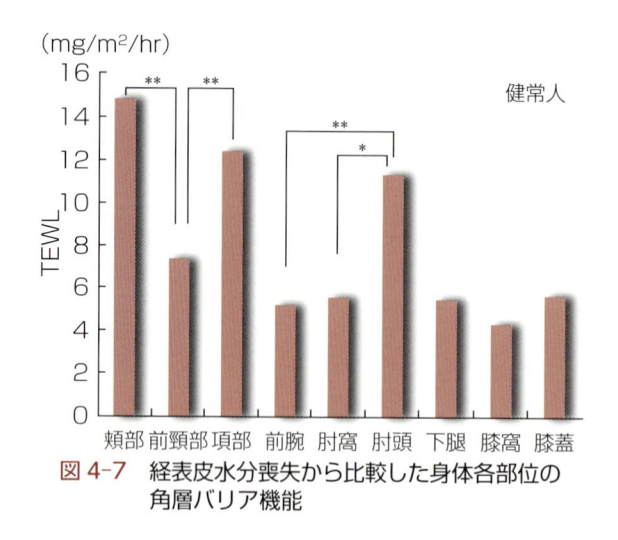

図4-7 経表皮水分喪失から比較した身体各部位の角層バリア機能

く上で，常に生活環境に曝されていても何の問題も起きてはこない．
　実は後述するように，顔面皮膚の角層は保湿性に富み皮膚表面を滑らかで柔らかく保っている．さらに，顔面では他の部位に比べ皮脂分泌も豊富であり，これが皮膚の表面を覆うため，大人では乾燥性変化は目立ちにくい．ただし子どもでは，皮脂分泌も少ないため荒れた皮膚となりやすく，時には「ハタケ」，すなわち単純性粃糠疹（白色粃糠疹）として白っぽい斑状の乾燥肌が目に付く[22]．
　このように，顔の皮膚のように機能的にも悪いように見える角層のバリア機能であっても，平気で環境に曝されつつ生活できるのであるから，当然，身体全体に皮膚炎があっても，それだけでは生命予後にどうこういうことはない．せいぜい，乾燥した冬には水分蒸散が高いため，紅皮症と呼ばれる全身が皮膚炎の患者などが寒がりになる程度である．
　なお，正常の前腕屈側の皮膚では大体2週間で角層と結びついたダンシルクロライドの蛍光が消えるが，念のためガーゼでこの部分を軽く覆っておくと，3週間まで消えないので，物理的な保護により落屑が起きにくくなることが観察できる．
　これに対して，角質を柔らかくして除去を早める6％サリチル酸白色パラフィン処置を，モルモットの皮膚に毎日塗布してみると，無処置では11日であったターンオーバー時間が3日へと短縮する．つまりターンオーバーを早め

さまざまな角層の動態

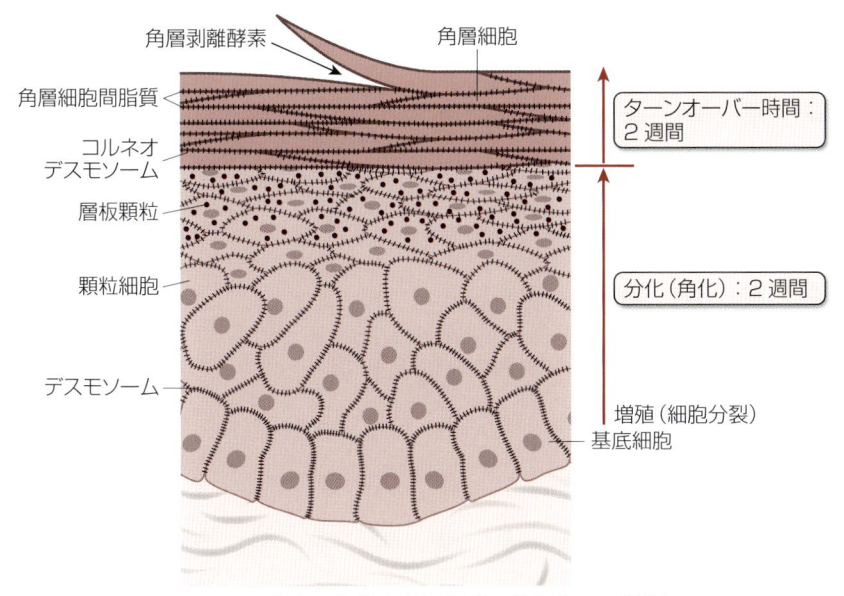

図4-8　表皮の分化と角層形成，落屑までの過程

るという結果から，角質溶解剥離剤の効果を実際に確かめることができる．

　これまで述べてきたように，表皮最上層のケラチノサイトの層板顆粒から，角層細胞間に放出されたタンパク分解酵素，すなわちセリン・プロテアーゼを構成するトリプシン様酵素やキモトリプシン様の酵素が，それらの抑制因子のLEKTIとのバランスにおいて，角層細胞間の接着装置であるコルネオデスモソームを徐々に分解し，角層上半分で細胞間の接着が弱くなることで，ついには皮膚表面から角層細胞が垢となって剥離してくる[21]．しかし一方で，日々新しい角層細胞が下の表皮から補給され，そのバランスで角層は一定の厚さを保っている（図4-8）．

　軀幹や四肢の皮膚を覆う広い部分の角層は大体14～15層の角層細胞で構成されており，その最上層から一日に1層ずつ，古くなり機能の低下した角層細胞が垢として剥離している．そして，下からは新たな角層細胞が補われるという過程をとるため，角層がすべて剥け替わるまでのターンオーバー時間は約2週間である[9]．これに対し，常に社会生活をする上で，自由で豊かな表情が求められる顔面の角層は10層以下と薄くて柔らかく，当然1週間少々で全層が剥け替わることから，顔の皮膚の代謝活性が盛んであることがうかがえる．

さらに，全身が毛皮で覆われる動物でも角層の厚さは大体がこの程度であり，同じ位のターンオーバ時間で角層は剥け替わっている．つまり，顔の皮膚は四足動物の毛皮の皮膚に近い性質をしている．

　なお，四足動物でも，直接，地面と接して身体を支え続けることに耐える足底では，50層を超える厚さを持ち，角層は当然その厚さに比例した日数をかけて剥け替わりが起きると考えられるが，前に述べたように，はっきりとしたデータは得られていない．

角層のバリア機能の重要性

　地上に暮らす人間にとって，何よりも一番の大きな環境の影響は，水中に生息する動物では問題にはならない"乾燥した大気の影響"である．前述のように，皮膚は環境から人体を守る革袋であるといわれ，われわれは革のジャンバー，ベルト，手袋，鞄などさまざまな動物の皮膚からつくられた革製品を想像する．しかし，これら丈夫な革製品は，すべてコラーゲン線維が主体の真皮からなっており，バリアとしての意味で生存のために重要な表皮組織，特に超薄のバリア角層は無視されている．だが，このような機械的防御をなす革袋で覆われるだけでは，この地上環境において生体組織はすぐに干からびてしまい，とうてい生きてはいけない．

　実際，臨床の場では，体表を覆う皮膚が広い部分で欠損する熱傷（やけど）や免疫反応で表皮が広く溶け去ったりして水疱をつくるような薬疹や水疱性の疾患，あるいは広範囲の熱傷などの重症皮膚疾患患者に出会う．もし，角層が覆っている薄い水疱膜が破れれば，水面から水が蒸発するように，水分蒸散量も $70\ g/m^2/hr$ を超え，組織液に潤された真皮からは体液が容赦なく滲出液として流れ出ており，生命活動もできなくなり死に至る．それを防ぐためには，蒸散する水分を補うべく，病床で必死に大量の補液をすることが必須の治療法である．

　逆の面から考えると，われわれを取り巻く生活環境には，当然のことながら，害毒となるさまざまな刺激性の化学的な傷害物質や，病原微生物のような害敵が無数に存在している．これらが勝手に生体の組織に侵入しないように，体内の生体器官を隔絶する防御膜，つまりバリア膜となる角層の存在が体表には重要である．

細胞を生体の外で培養して増殖させるには，試験管内の組織培養液の中で行うが，生物が乾燥した陸上の大気中で暮らすには，構成する組織や細胞が，常に無菌性状態で水で潤され，一定の状態に保たれるからこそ，生命活動が営まれ得る．しかし，もしもその内部組織までも乾燥してしまえば，もはや生命活動は止まってしまう．

　つまり，病原微生物のような外敵の侵入もさることながら，日常多くの人が気付かずに生活している，われわれを取り巻く乾燥した大気中で，まずは，体液に潤されて湿った状態であると機能する生体組織から水分が失われ，生命活動を行えなくなる危険から防ぐことが，基本的には最も大切である．このように皮膚組織はもちろん，生体組織にとっては重要な安定して湿った内部環境が保たれるため，表皮がつくり出す超薄のバリア膜，角層の存在が必須である．

　そこで，その細かい構造を，もう少し探ってみることにしよう．

ヒト角層の微細構造

　体表全体を覆う人体最大の臓器である皮膚表面を構成する表皮がつくり出す超薄の角層は，どのような悪条件の外界の中でも，体表をすべて包むことで内部の生体組織への環境からの影響をできるかぎり少なくするように働く．普段，その存在すら気付かないが，常に一定の生体内の条件のもとで組織が活動できるようにと水分を保つ働き，すなわち，生存に必須なバリア機能を発揮して，身体を包んでいてくれる．しかも，上述のように扁平な角層細胞が10〜20層ほど積み重なったせいぜい1/50 mmにしか過ぎない薄い生体由来の膜構造物である．

　角層は，皮膚の最外層の生きた表皮細胞（ケラチノサイト）が時間をかけてゆっくりと自身の生命活動を終え，分化を続け，無構造の扁平化した盤状のタンパクに変形して出来上がった角層細胞の積み重なりからなっている．すなわち，ほぼ五角形から六角形で，広さが1,200 μm^2，厚さが1 μmと，ペラペラに薄い煎餅のように拡大変形したタンパクの塊の角層細胞が，緊密に積み重なった状態で体表を覆っている（p.8 図1-4，p.9 図1-5，p.40 図2-1 参照）．

　しかし，この細胞タンパクの塊だけでは，水分の透過による生体の乾燥を防ぐことはもちろん，物質透過を防ぐことはできない．かといって，環境から内部組織を守ることのできる防御膜（バリア barrier）として働く角層さえあれば

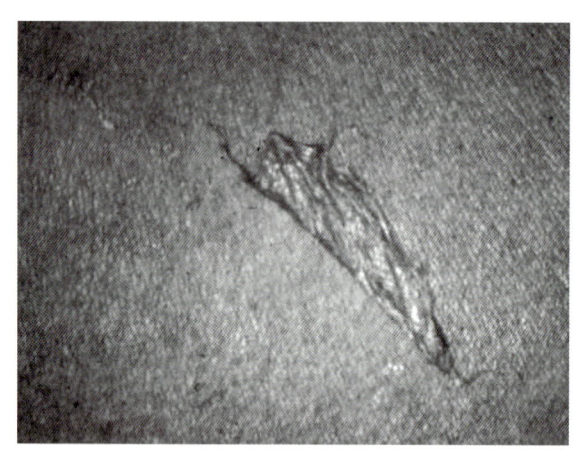

図4-9 日焼け後,数日で剥離してきた角層
皮膚の最外層を覆う 1〜2/1,000 mm の厚さしかないポリエチレンのラップのような薄い膜状構造物の角層.

よいわけではない.実際,身体の最外層が鎧のように厚く頑丈な構造物で覆われてしまえば,今度は自由な身体活動が妨げられる.特に皮膚を取り巻く外部環境が乾燥すれば,身体の動きにより,冬に乾燥した踵のように,痛いひび割れも当然できてくる.それを回避するためには,まずは極端に薄い膜状の構造で身体を包む構造であることが重要である.

前述のように常に外力に曝される指や手掌,足底の厚い角層は,環境が乾燥する冬には水分を失って,頻繁に痛いひび割れ,あかぎれを起こす(p.57 図4-3 参照).しかし,この部分をポリエチレンのラップで包み,皮膚からの水の蒸発を止めておくと,数時間のうちに内部から蒸散する水がたまり,角層も水を吸収して真っ白で柔らかい,ふやけた状態に変わって痛みも取れる.つまり,ヒトの角層は水を保っているかぎりは柔軟性を発揮し,しなやかで身体が自由に活動することを妨げない.実際,健康な角層は一見すると,厚さ 10〜20 μm と非常に薄くて柔らかい極薄の構造であり,食品の乾燥を防ぐポリエチレンのラップのような膜状を呈して見える(図4-9).

この極端に薄いポリエチレンのラップのような膜状の角層が身体を包むためには,前章で述べたように,皮膚の最上層にある表皮の構成細胞の大部分を占める角化細胞(ケラチノサイト)が,ゆっくり時間をかけて分化を十分に遂げ,薄くて柔らかい膜様の構造物である角層を最終産物としてつくり出す必要があ

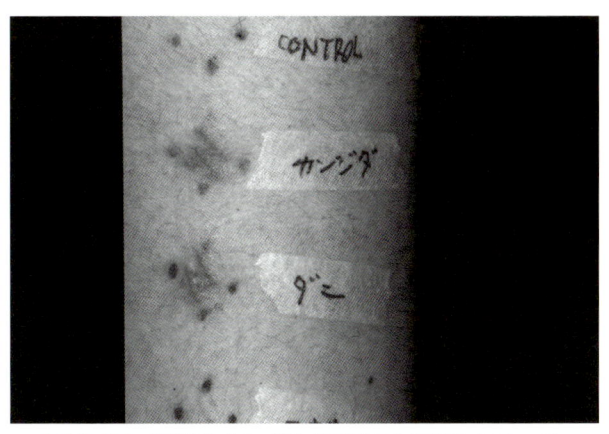

図 4-10　環境のタンパク抗原に対するスクラッチパッチテスト陽性反応
擦過貼付試験．注射の針で白く皮膚に擦り傷をつけた部位に一致して，分子量の大きなタンパク抗原への湿疹反応を生じる．

る．何よりも，水を保って，柔らかい超薄の角層細胞とそれらの間を埋める特有のバリア機能を発揮し水を通しにくい脂質の層がある，というユニークな構造が必須である[1]（p.40 図 2-1 参照）．

　この超薄の角層が体表全体を包みつつ，生体組織にとって絶対に必要な水分を，乾燥した大気に奪われないように守り，水分を保つ皮膚のバリアとして働く．このバリアの働きで，環境からの有害物質はもちろん，ウイルスのように小さな病原微生物粒子の侵入さえ防ぐことができる．これら微生物は，角層が傷つくことさえなければ，決して生体組織には侵入できない．子どもでよく起きる，ウイルス感染による「いぼ」，あるいは黄色ブドウ球菌感染によるいわゆる「とびひ」の水疱や膿疱は，いずれも角層の引っ掻き傷からの感染で生じ，それをかゆいからと引っ掻けば，さらに周りに感染を拡げることになる．

　当然，爪や針を皮膚に立てて引っ掻き，表面に白いすじの傷をつけたり，乾燥でひび割れたりすれば，その割れ目からも微生物や環境アレルゲンと呼ばれ，アトピー性皮膚炎，喘息，鼻アレルギーなどの原因となる生物由来のタンパク抗原のような大きな分子でも，容易に侵入し得ることは，実際に皮膚に注射針で擦過傷をつけ，これらの物質によるパッチテストをしてみればはっきりする（図 4-10）．何しろ，蚊やダニの小さな刺し口で簡単に押し破れる程に，角層は薄い膜状の構造物である．

角層の構成成分とその異常による病気

　表皮の構成細胞の95％を占める表皮細胞のケラチノサイトは，角層をつくるために最下層の基底層で分裂した後，その一つが上方に移動しつつ，ゆっくりとした分化，すなわち角化の過程をとる．軀幹や四肢では，計算上では14日程度で最終的に生命活動をする機能を失い，超薄のタンパク構造からなる盤状の塊の角層細胞へと変わる（p.9 図 1-5 参照）．

　この角化過程で細胞内に張り巡らされて内張をなして，細胞の形態をつくり出す直径10 nm程の骨格線維であるケラチン線維をつくり続ける．表皮上層の顆粒層では，それを引き固めて，薄い盤状の角層細胞をつくるために働くフィラグリンタンパクからなるケラトヒアリン顆粒が現れてくる（p.41 図 2-2 参照）．

　基底層でのケラチン線維は，ケラチン5とケラチン14が細胞の内張りの主であるが，基底層を離れると増殖が止まり分化が始まるため，ケラチン1，ケラチン2，ケラチン10が主体として産生されるようになる．さらに，細胞が表皮上層に到達して最終的な角層細胞への分化に向かい始めると，一連のシステインプロテアーゼであるカスパーゼcaspaseが別のカスパーゼを切断して活性化するという，連鎖的な酵素カスケードが順番に働く．表皮細胞の細胞死（アポトーシス）を誘導して，細胞活動に必須の核や細胞小器官をも分解し，さらにはケラチノサイトの内張りのトノフィラメントを引き締め，平板化を起こす働きをしてきたフィラグリンをも保湿因子アミノ酸（NMF）へと分解していく[26]（p.41 図 2-2 参照，図 4-11）．

　他方，トランスグルタミナーゼなどの架橋に働く酵素の働きで，インボルクリン，ロリクリン，シスタチン，SPRR，フィラグリンなどのタンパクは集合して，表皮細胞を取り囲む鎧のように頑丈な角化外膜 cornified envelope を形成し始める．仮に，遺伝子操作により，このトランス・グルタミナーゼが欠損したモデルマウスを創ると，角層のバリア機能が不完全なため，生まれてすぐ生体から大気中に大量の水分が失われ，乾燥しミイラと化して生存不能である．

　また，表皮の最上層をなし，ケラトヒアリン顆粒を持つため顆粒細胞と呼ばれる細胞群の最上層では，細胞内にできた層板顆粒 lamellar granule の内容物が細胞外へと放出され，角層細胞の間をくまなく埋め尽くして，バリア機能の主体となる細胞間脂質を形成する（図 4-11）．それと同時に，角層細胞間の接着に働くコルネオデスモソームを分解し，中層より上の古い角層細胞が皮膚の

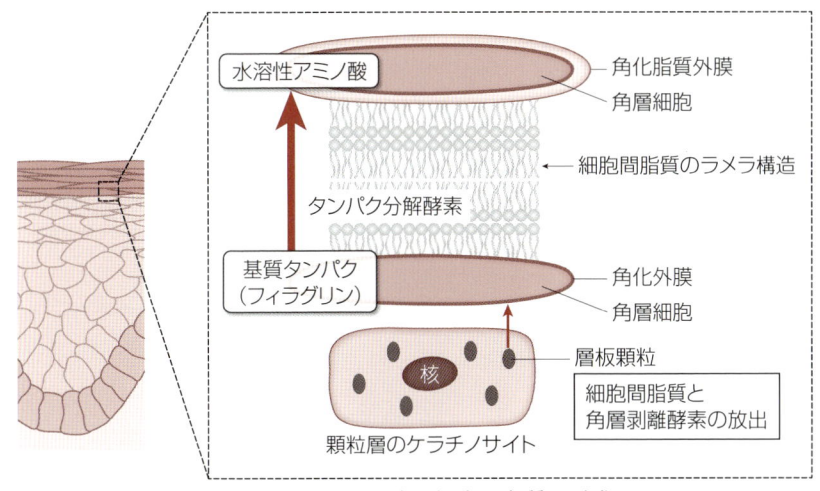

図 4-11　角層細胞と細胞間脂質の形成

　表面から剥離していくようにと働く角層剥離酵素のトリプシン，キモトリプシン様酵素と，その調節阻害物質である LEKTI も放出される（p.41 図 2-2, p.69 図 4-8 参照，図 4-11）．

　層板顆粒から放出された細胞間脂質成分のうちのω-ヒドロキシ・アシルセラミドは角化外膜のインボルクリンと結合して疎水性の角化脂質外膜の構築をつくり出す．さらに，その表面に沿って平行にバリア機能の主体をなす脂質，セラミド，コレステロール，脂肪酸のほぼ一分子からなる角層細胞間脂質が層状の構造を形成し，それら脂質層の間の狭い部分を水分が埋めるという構築をなす．そのため，外界から皮膚に付着した低分子物質は，脂溶性であるか水溶性であるかで，それぞれの成分に溶け込み，濃度勾配に従い，角層内部から表皮へと拡散していき，生体組織にまでも，わずかには到達し得る[1]．

　ヒト皮膚では，このような低分子物質の透過はせいぜい分子量 500 ダルトン（Da）程度までであり，それより大きな分子のペプチドは透過できない．ましてや，分子量が数 1,000 Da 以上の大きなタンパクはもちろん，ウイルス粒子など微生物は到底通り抜けはできない．

　しかし，皮膚炎により表皮の代謝が亢進し，不全角化のある病的な角層の場合には，細胞間脂質の形成不全も当然あり，それよりも大きな分子，例えば，

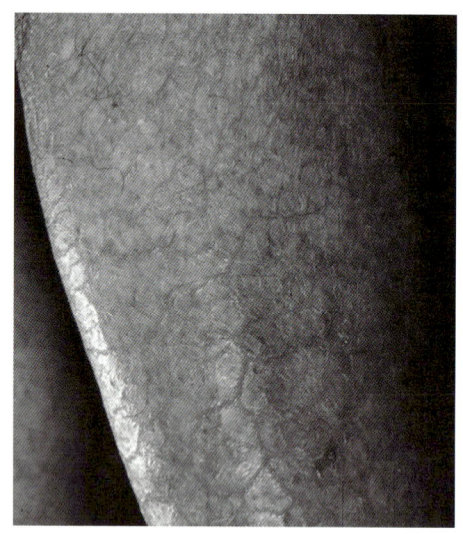

図 4-12 尋常性魚鱗癬の下腿
寒い冬に目立ち，湿った夏は良くなる．

アトピー性皮膚炎の治療に用いられる免疫抑制薬のタクロリムスは分子量も 800 Da 程度であるが，角層の薄い顔面で皮膚炎を生じた部位の病的な角層からは透過して，その薬効性を発揮する．何より，魚鱗癬のように冬季に病的に乾燥した角層，つまり乾皮症であれば，細かいひび割れも起こりやすく，こうなると，当然バリア破綻が生じるため，そこからは環境タンパク抗原の透過も可能である（p.21 図 1-20 参照，図 4-12）．

さて，最上層の顆粒細胞に見られるケラトヒアリン顆粒の主体をなすタンパクは，角層細胞内の内張り骨格をなすケラチン線維を引き締め固めて，薄い盤状の角層細胞をつくり出す働きをするフィラグリンの前駆物質となるプロフィラグリンからなっている．角層細胞が角層内を上方に移動するに連れ，このプロフィラグリンは酵素 matriptase, kallikrein, cathepsin などで分解され，フィラグリンになり，ケラチン線維を凝集するという働きをする．まずはフィラグリンが calpain 1 により脱イミノ化されて，小さな断片のペプチドへと変化する．これらが，さらにシステイン・タンパク分解酵素である bleomycin hydrolase により，最終的にアミノ酸にまで分解されていく[26]．こうしてできた分解産物のピロリドンカルボン酸（PCA）など保湿性の高いアミノ酸成分は，角層

内で水と結合し，角層を滑らかで柔らかくする天然保湿因子 natural moisturizing factor（NMF）として働く重要な角層成分を構成する（p.41 図 2-2 参照）．

　しかし，炎症性病変などで代謝が亢進した表皮では NMF も十分にはつくられないため保湿性の低下で乾燥した鱗屑を形成する．例えば，アトピー性皮膚炎や乾癬病変部のように，表皮細胞から角層細胞形成までが数日で，組織学的に細胞の核も残存している錯角化の見られるような角層，臨床的には厚い鱗屑を呈する激しい炎症性疾患の角層では bleomycin hydrolase の活性も低下して，不完全な角化しかしていないため，NMF の少ない乾燥した病的角層がつくられる．

　さらにまた，季節が乾燥した冬に向かうと，下背部や四肢伸側の皮膚で乾燥が目立ち，鱗屑や浅いひび割れができ，皮膚がザラザラと触れる尋常性魚鱗癬，いわゆる鮫肌と呼ばれる遺伝子異常でプロフィラグリンからフィラグリン単体までの代謝が進まないため，NMF が産生されず，皮膚の表面に細かいひび割れが起きる．このような皮膚を，昔の人は魚の鱗のようだと表現して魚鱗癬という病名をつけた（図 4-12）．この家系では，乾燥した特に冬の季節，皮膚表面のひび割れによる角層のバリア破綻部位から，環境の高分子タンパクのアレルゲンの侵入も起きやすく，アトピー性皮膚炎の発症につながり得る．このフィラグリンの遺伝子異常の型は人種により違いはあっても，特異的な遺伝子異常は洋の東西を問わず観察されている[27]．

　このような遺伝子異常がなくとも，秋生まれの赤ちゃんはまずは季節的に空気の乾燥する冬に向かって育っていかねばならないため，暖かく湿った夏に向かって育ちだす春生まれの赤ちゃんに比べると，アトピー性皮膚炎の発症率も高くなる[28]．このようにわれわれの皮膚の状態はいつも一定ではなく，周りの環境，特に季節の変化の影響を受けている．そのため，成人であっても夏と冬では，同一人で皮膚表面の状態は大きく違い，冬は皮膚表面が乾燥して，角層のバリア機能も低下する[29]．

　一般にアトピー性皮膚炎患者では，肉眼的には皮膚炎が見られずとも，皮膚がカサカサに乾燥して，かつ，かゆいといういわゆるアトピー性乾皮症があり，そんな皮膚でも NMF は低下している．こういう皮膚では，顕微鏡的な皮膚炎が存在し，実際角層の剝け替わるターンオーバー時間は健康な軀幹や四肢の皮膚では 2 週間くらいかかるものが，アトピー性乾皮症の部位では 1 週間と短縮している[30]．

先天的な魚鱗癬ではなくとも，健常人でも，組織的にケラトヒアリン顆粒が観察されにくくNMFの低下が起き得る．すなわち，高齢者では表皮の代謝活性が低下して，ケラトヒアリン顆粒の形成もNMFの産生も減り，角層は水分を保てず，乾燥した冬にはカサカサした皮膚となるため，老人性乾皮症と呼ばれている[24]．この場合，特に背中の下半分，臀部中央や，下腿の伸側，つまり脛の皮膚が乾燥し，カサカサと触れ，ひび割れが起きるとかゆみも起きる．仙台市で調べたところ，冬の乾燥時期60歳以上の高齢者の9割以上に観察された．老人の表皮では顆粒層の形成が悪くフィラグリンの低下があるため角層のNMFは少なく，水分保持機能が悪い．当然，乾燥した寒い冬に，暖房の影響も加わり，皮膚の表面が乾燥して，ひび割れや鱗屑をつくる．もちろん，私が皮膚科医になった50年前では，家の中の暖房が火鉢，こたつなどであったため，さほどには見なかった皮膚疾患である．今や日本は高齢化社会になり，かつ暖房設備も良くなったため，乾燥する冬季には日常的に保湿剤の塗布，すなわちスキンケアが大切である．

単に乾皮症だけで，炎症もなければ，体内からの水分の喪失量を機器で測定し，角層のバリア機能を見てみると高くはない．しかし冬季，室内の乾燥で角層が容易に乾燥して，ひび割れなどを生じてくると，魚鱗癬と同様にバリア破綻が起き，そこを通して環境からタンパク分子などの透過もしやすく，特に引っ掻いた部位などに貨幣状湿疹とよばれる，斑状の湿疹性皮膚炎も発症し得る[31]（図 4-13）．

このような炎症で刺激された皮膚では，表皮最下層の基底層から分化し角層細胞になり，表皮細胞が入れ替わるターンオーバーの速度が異常に促進し，角層でのフィラグリンの産生不足やタンパクの分解が進行するには水分も足りず，アミノ酸含有量が少なく，厚い乾燥した鱗屑や亀裂ができやすくなり，バリア破綻が観察される．

角層のバリア機能の測定

これまで述べてきたように，皮膚の存在目的は，常に体内の環境を一定に保つことなので，何よりも生体組織に必須の物質である小さい分子である水分も失われないようにバリアとしての角層が身体全体を包んでいる．実際には，それをわずか十数 μm 程度の厚さしかない生体由来の角層が果たしている．さら

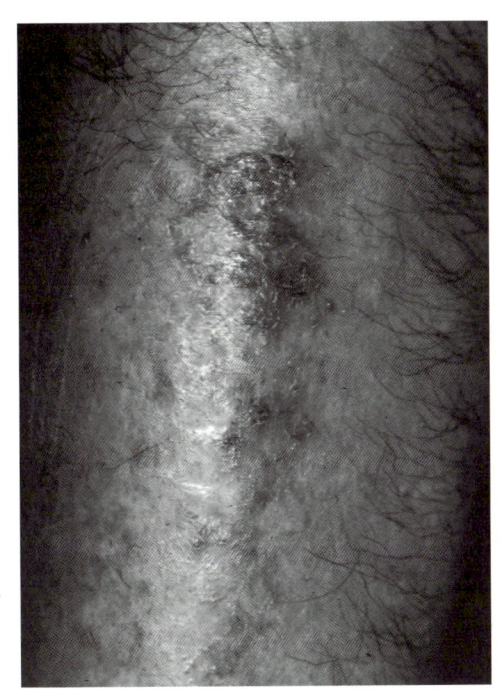

図4-13 中年男性の脛（下腿前面）に生じた貨幣状湿疹

には，前に述べたように，当然，部位的な角層の厚さの違いがあり，顔面や頸部，陰股部など角層の薄いところでは透過性もやや高いが，軀幹や四肢の広い部分の皮膚では，分子量 500 Da 以上の大きな物質は透過できない．

1 In vitro 角層バリア機能測定法

　動物実験では，切除した正常皮膚を用い，試験管内での物質透過速度を測定できるが，ヒトでは一般には手術時に切除した正常皮膚あるいは病変部皮膚を用いて行う．その場合，以下に述べる角層だけを分離して，試験管内での検討も可能である．何もない正常角層の採取は本人の申し出があれば行われる．部位として，採取部のびらん面による色素沈着が 1〜2 年は残るので顔面を避ける．また，手掌や足底の皮膚の角層は知覚神経が多く痛みが強く角層も厚過ぎるため，末端部を除いた四肢，あるいは軀幹の皮膚断片を用いる．

まず表皮だけを真皮から引き剝がすには，5〜20 mL のプラスチック注射器の外側の筒だけを皮膚に当て，注射針を挿す部分は厚いゴムチューブで吸引機とつなぎ，耐えられる限りの陰圧，約 200 mmHg をかけて皮膚を吸引し続ける．約 1〜2 時間までの間に，吸引された部位にかゆみとともに小さい水疱がいくつか出来始め，それが 10 分ほどの間に次第に融合し，大きな緊満性の水疱となる．

　この吸引水疱は表皮と真皮とをつなぐ基底膜の部分で剝離を起こさせてできたものである．これを 0.0001% トリプシン水溶液に摂氏 37℃ の環境で 18 時間浸漬し，消化された表皮を軽く角層から綿棒で掻き落とし，角層シートを作製する．あとは，これを in vitro の物質透過試験用装置に設置して物質の透過量を測る．

　一方，次に述べる生体の皮膚バリア機能測定のパラメータである経表皮水分喪失の in vitro 測定には，生理的食塩水で浸した吸い取り紙をガラス板に置き，角層シートで覆い周囲をビニールテープで封じると，上面は外気，下面は水分という生体角層のモデルとなる．

2　生体皮膚での角層バリア機能の測定：経表皮水分喪失（TEWL）

　例えば，水を張った池を，密封性の高い薄いポリエチレンの膜で覆い水の蒸発を止めようとしても，1 m^2 の広さから 1 時間に 2 g 程度の水は失われていく．これと比べても，人間の軀幹や四肢の角層を通しては，1 時間にせいぜい 5 g 前後の水が失われるだけである．つまり発汗によらず，自然に皮膚から水分が失われる TEWL は，このように，ごく微量である．現在は，この TEWL を市販の測定機器により測り，それを生体の皮膚のバリア機能の指標にしている（p.68 図 4-7 参照）．ただし，前述のように角層の薄い顔面皮膚では 10〜20 g/m^2/hr と高い[25]．これは軀幹や四肢の皮膚にできた皮膚炎の病変部に匹敵するレベルである．ということは，人間がこの地上で暮らしていくには最低この程度のバリア機能さえあれば問題ないということでもあり，実際，全身に皮膚炎のある患者でも，寒さに敏感である以外にはさほど身体機能に問題は起きない．

　一方，広範囲に角層が欠損するような全身の熱傷（やけど）の患者では水分喪失量も 70 g/m^2/hr を超え，浸出液もずんずん出てくるため，生命維持に向けて大量の補液が必要となる．

　また，1 ヵ所の皮膚の角層を粘着性のセロファンテープを貼り付けては剝が

していくテープ・ストリッピングを行うと，初め数回は変化が少ないが，角層が薄くなるにつれて，ぐんぐんと高い水分喪失量に近づき，完全に剥離すると 70 g/m²/hr 以上の高いレベルに達することが観察できる（p.54 図 4-2 参照）．

　この TEWL が最も生理的な状態での角層バリア評価として用いられるが，私が初めてペンシルバニア大学留学時代に出会った TEWL 測定機器は，乾燥空気を皮膚の一定面積に送り込み，それを回収して湿度の差を見る密封式の装置であった[10]．現在では，皮膚に円筒状のプローブを水平に当て，皮膚から蒸散する水分を直接測る開放式装置が市販されている[11]（p.54 図 4-1 参照）．ただし，口唇など狭い粘膜部位でも測定が可能な小型機器が開発されている．この場合，鼻孔からの呼吸が影響しないよう，密封式機器を用いるので，垂直に皮膚面に機器を当てる必要もない[17]．

　測定条件としては，発汗の起きない摂氏 20℃，相対湿度 50〜60％の環境，具体的には人工気候室に 20〜30 分ほどいてもらい，その環境に慣れてから測定すると，たとえ時間や日時が変わっても，得られたデータの比較が可能である．前述のようにわれわれの皮膚の表面，つまり角層は，機能的にもいつも一様ではなく，冬の寒くて乾燥した環境，夏の暑くて湿った環境ではまったく違う振る舞いを示すからである[29]．

角層のバリア機能異常

　角層は表皮でつくられるため，当然のことながら，表皮に異常が起きる皮膚疾患では，全てに角層のバリア機能に異常が生じ得る．TEWL 値には身体の部位差もあるので，いずれも病変に隣接する正常皮膚，身体の対称部位が無疹部であれば，その測定値が対照の値となる．

　炎症刺激では，問題となる刺激物をできるだけ速やかに皮膚から追い出すという目的に沿って，表皮の増殖の亢進が起き，不十分な分化で角層がつくられ，激しければ数日で剝け替わる．こういう急性接触皮膚炎や乾癬の病変部では，角層細胞は小型であり，角層細胞間脂質の成分であるセラミド量も低下しているため，炎症の程度に比例して TEWL の上昇がある．もちろん一般の接触皮膚炎やにきびのある顔面皮膚や先天性の角化異常のある魚鱗癬ばかりでなく，強力なステロイド外用剤を塗布し続けた皮膚[12]，にきび治療のレチノイン酸外用で角層剝離を図った皮膚，あるいは角化異常の疾患の治療に用いるレイチノ

イドを内服した皮膚など，日常的に皮膚科医が出会う皮膚では軒並みバリア機能は低下，すなわち TEWL が上昇する[32]．

健康人でも，部位により顔面のバリア機能が軀幹の皮膚炎レベルに近いだけではなく，生活する環境によっても機能変化が起き，湿って暑い夏に比べ乾燥して寒い冬では，バリア機能は低下する[29]．

バリア機能の低下は体内から体外への物質の透過だけでなく，体外から体内への透過も容易にするため，刺激物質や塗布した薬剤は透過しやすい．また化粧品の含有する物質でも微量の透過は起き得る．そのため，時に，ある種の化粧品やスキンケア製品を用いたことで，皮膚障害が多発するということが社会問題としても起き得る．

何より軽い皮膚炎のある皮膚では環境からの刺激を受けやすく，さらに増悪が起き得る．もちろん化粧品の塗布などで起きる敏感肌 sensitive skin の一つの要因にもなり得る[33]．むしろ，この場合は顔面皮膚に多い付属器からのバイパス経路（シャント）を通しての透過が，刺激性の問題を起こしやすい．つまり，毛囊皮脂腺や汗腺は角層が皮膚表面ように完備していないため，物質透過は起きやすい．しかし，表面積にすると皮膚表面の数 1/100 程度であり，角層を介しての物質透過に比べると極微量ではあるが，物質によってはそれを介しての透過により皮膚反応を起こし得るので，いわゆる敏感肌となり得る[33]．

新生児は羊水に接し湿り続けた角層に包まれており，生まれて 2 週間程は乾燥皮膚の鱗屑を示す[34]．また，角層の TEWL は未熟児では低下しているが，健常な新生児では成人とほとんど変わらない．しかし，生後 1〜2 ヵ月すると，人生で一番バリア機能が低い時期が起き，特に乳児期アトピー性皮膚炎を発症すれば，角層バリア機能は一層，低下する[35]．

一般には鮫肌と呼ばれてきた尋常性魚鱗癬では，生まれつき，あるいは生まれてしばらくして乾燥皮膚が起きる．もしも皮膚表面に細かいひび割れがあったりすると，機器測定では軽い TEWL の上昇程度のバリア機能であっても，ひび割れの狭い部分の角層の破綻部位から環境タンパク抗原が侵入しアトピー性皮膚炎も生じ得る[27]．

アトピー性皮膚炎患者は自分以外のいわゆる異種タンパク，つまり他の生物由来のタンパク成分に接触過敏症を起こしやすく，成人なら脂っぽい頭部や顔面に常在菌として持ち，刺激されフケ症である脂漏性皮膚炎の原因となるマラセチア *Malassezia*（ピチロスポルム *pityrosporum*）にも接触過敏反応を起こし[36]，

その他，さまざまな環境異種タンパク抗原にIgE抗体をつくって蕁麻疹型の即時型皮膚反応や接触過敏反応を示す[37]．

一方，老人では皮膚の代謝が低下し，角層のターンオーバー時間が延び，角層の貯留が起きて厚くなる．このような老化皮膚では角層細胞の面積も大きく，バリア機能は老化とともに良くなり，TEWLは低下する[24]．このような皮膚は湿度の高い夏には問題ないが，冬には乾燥がひどい老人性乾皮症が生じて，そのひび割れや引っ掻き傷から，環境のタンパク抗原が入り，それに対しての過敏症のある人では貨幣状湿疹を起こす[31]．これは後述するように糖尿病や腎透析をしている患者においても，同じことがいえる．

経皮吸収

角層の薄い顔面や頸部以外の皮膚では，正常の角層のバリア機能が働き，分子量500 Daよりも大きな物質の透過は，ほとんど起きない．もちろん，カエルのような皮膚呼吸もヒトでは無視できる程度でしかないので，皮膚からの栄養吸収は現実には無理である．

それでも，低分子の薬剤の吸収はある程度は期待できる．低分子物質の中では，バリアの主体が細胞間脂質であるため，脂溶性物質に比べ水溶性物質の透過性は悪い．

ニコチン酸エステル誘導体は正常角層を透過し，表皮を通り真皮上層の血管に作用して，塗布後数分で血管拡張による紅斑を塗布した形で起こすので，短時間での皮膚透過性を見る試験には適している．ただし，見られるのは紅斑反応なので，すでに赤味の目立つ皮膚や炎症性病変の角層バリアを調べるのには向かない．これを用い，若者と老人との正常皮膚のバリア機能を比較してみると，老人の軀幹や四肢で，有意に紅斑惹起時間に延長があることが観察される[13]．

ステロイド外用剤の副作用

正常でも角層が薄くバリア機能の低い顔面の皮膚では，他の部位に比べて脂溶性の副腎皮質ホルモンの長期外用により，ステロイド皮膚症，口囲皮膚炎，ステロイド酒皶と呼ばれる難治性の紅斑性変化の副作用が起きやすい．

これは，ステロイドの透過で，普通は微生物に対して反応し，炎症を起こす表皮内の自然免疫に関与するToll様受容体 Toll-like receptor (TLR) 2の発現が増強され，炎症を惹起するTNF-α, IL1-αの発現を増すため，皮脂腺のある部位で増殖しているアクネ菌への皮膚の炎症性反応を増強するため，他の皮膚では見られないユニークな皮膚炎を引き起こすからである[38]．臨床的に見られる，いわゆる「ステロイドにきび」や「ステロイド酒皶」はこのような機序で起きてくる．ステロイド外用剤を何もない顔面の皮膚に塗ると，初めは目に見えない炎症性変化を抑えるように働き，つるつるとした気持ち良い皮膚になる．しかし，使い続けて2〜3週間もすると，赤みが出始め，塗布をやめると激しい炎症反応が起き，顔面が真っ赤になり，皮膚炎が起こるようになる．これが，いわゆるステロイド皮膚症である．この場合，ステロイド外用剤を中止し，かつ毛囊内の微生物の増殖が起きない治療を並行しても，少なくとも消退までに数ヵ月を要するため，くれぐれも顔や頸の何ともない皮膚には，ステロイド外用剤を塗らないように患者には注意することが必要である．

　実際，アトピー性皮膚炎では抗原物質に曝露されやすい顔面に，よく，これが起きてステロイド中止が難しくなる．そのため，初めから顔面の炎症性皮膚症状には，分子量が880 Daと大きな分子である免疫抑制薬のタクロリムス外用剤を塗布すると，アトピー性皮膚炎の顔面病変に，かなりの有効性を発揮する．タクロリムスの分子量が大きくても，他の皮膚と比べ角層が薄くて透過性の良い顔面皮膚に，さらに病的な角層が覆っていることにより，角層のバリア機能が不完全で，かつまた，顔面には大きな毛孔が豊富に存在するので，透過する量としては少ないが有効性が期待できる．一方，タクロリムスには，ステロイドのようなTLR-2への影響はない．そのため，アトピー性皮膚炎患者の顔面の皮膚病変にタクロリムスを使うことにより，ステロイド皮膚症の発症率はかなり減ってきた．

閉鎖密封療法

　皮膚をポリエチレンのラップで包む密封療法を行うと，角層はその下に，経表皮水分喪失による蒸散で次第に溜まってくる水分を吸収して膨潤するため，透過性が良くなる．つまり，バリア機能を低下させることができる．温湿布をすることでも，ある程度は同じ効果を期待できる．一般のステロイド外用剤で

も，普通の皮膚に塗布した場合より，閉鎖密封法 occlusive dressing technique により数倍強力な効果を期待できる．しかし，持続的なステロイドの外用により，病変部周囲の正常皮膚にも色素低下と皮膚萎縮が起こりやすくなる[12]．

この密封状態を長く続けて皮膚を蒸らし続けることは，どうしても皮表の微生物の繁殖を促し，その産生する毒素によって皮膚炎を起こし得るため，1日以上の長時間の持続治療は行えない．実際，密封による皮膚の湿り過ぎで起きる皮膚病変としては，皮膚の合わさる部位の間擦疹（股擦れなど）やおむつ皮膚炎，絆創膏皮膚炎などの水和皮膚傷害 hydration injury があり，そこには微生物の増殖で起きる刺激性皮膚炎が生じて，特に蒸し暑い夏に起こりやすい[39]．それだけではなく，角層が湿り過ぎ膨張することで，角層内部の物質が生体組織に漏れ出して刺激性炎症も起こし得る可能性がある．すなわち，顔や頸部の表皮嚢腫の破裂は微生物だけではなく，たとえ無菌であっても角層内の起炎性物質による刺激も否定はできない．

角層の水分保持機能

角層が重要な物質透過のバリアであることは，さまざまな生体内（*in vivo*），試験管内（*in vitro*）の測定研究がされて盛んに報告されてきた．しかし，角層にはもう一つの重要な働き，すなわち水を結合して柔軟性を保つことでわれわれの皮膚表面の滑らかさをつくり出す働きがある．

逆に機能の低下した病的な角層は，結合していた水でもすぐに失い，硬く脆くなってひび割れたり，ポロポロと鱗屑として剝け落ちたりする．このことに関しては，試験管内の実験からは分かっていたが，実際に生体皮膚でそれを測定する方法はなかった．何よりも，実際に皮膚に外用剤，特にスキンケア製品を塗布し，どれだけ角層の保湿を増すことができたか，という有効性を判定するには，治療をした側にしても，受ける側にしても，主観的な評価に頼るしか方法はなかった．当然であるが，さまざまな皮膚の手入れ，すなわちスキンケアが実際にどのような効果，効能があるかは，昔であれば言い伝え，さらには製品を製造した人達の宣伝を通してしか分からなかった．

私自身のアメリカ留学中，さまざまな皮膚炎，皮膚感染症，老化，ステロイド外用剤塗布による角層バリア機能の変化は生体において測定できたが，皮膚の表面の性状を決める生体角層の水分保持機能に関してだけは，試験管内実験

以外にデータを得る方法がなかった．実際に，生体角層で水分含有状態を測定する方法を確立できたのは，アメリカから帰国後，約10年経ってからのことである．これこそ，まさにスキンケアの目的に沿った外用製剤を作るべく努力してきた化粧品研究者や薬剤開発研究者，そして皮膚科医が切望していた測定機器であった．これについては次の章で詳しく述べてみたい．

第5章 スキンケアの有効性における客観的評価法
—生体角層の水分計測法の発見

　1966年の春，京都大学病院皮膚科でわずか1年間だけの臨床修練を終えたところで，恩師・太藤教授のアレンジでアメリカ留学に出発した．当時の安い渡航手段として太平洋は船，アメリカ大陸はバスで横断の予定であったが，サンフランシスコからはグレイハウンドバス社がストライキのため，鉄道にルートを変え，初めての異国の旅に苦労しつつ，アメリカ東部のペンシルバニア大学に辿りついた．

　それからは，しかし，それまでの皮膚科医が見過ごしてきた生きたヒト皮膚のさまざまな性状や反応性を科学的に測る研究に従事しつつ，一方では，当時はまだ後進国であった日本で味わうこともできない，先進国のアメリカでの豊かな生活も存分に楽しんだ．何より，そこで見たアメリカ式のプラグマティズムの立場に立脚する彼らの臨床研修のやり方が，当時の日本の伝統的な研修方式とはかなり違っており，大きなインパクトを受けた．

　日米では臨床医も研究者も能力にさほど大きな差はないはずであるが，彼らはわずか3年間で研修を終え，専門医試験に臨んでいた．その間に自分たちの臨床観察や研究成果は，常に世界中の誰もが読める英文論文にして国際雑誌に発表していこうとする基本姿勢で仕事にも当たっており，日常の臨床活動を国際レベルにまでつなげていこうとする意気込みの大切さも知らされた．

　その頃，日本にはまだ専門医制度もできておらず，誰もが数年間の研修をしている間に研究を始めて学位論文に仕上げ，一人前とされた時代であった．しかし当時，恩師・太藤教授はかなり例外的な存在であり，ご自身の臨床観察結果を慣れない英文論文にまとめられ，後の太藤病すなわち好酸球性膿疱性毛囊炎の第一例を Archives of Dermatology に「角層下膿疱症の毛囊型か」というサブタイトルのもとに発表したり，教室員の研究成果も極力英文論文として発表するように指導されておられたが，一般にはまだ明治以来の欧米からの一方的な知識輸入の習慣からは抜けきれてはいなかった．たとえユニークな観察や

87

研究成果があってさえ，英語，独語，仏語のどれかでの短い抄録を論文に付けて発表はしても，論文本体は日本語で書いていたため，結果的に日本人だけが目を通せる論文発表で終わっており，医学者としての国際的見地に立って情報発信をする，ということへの意欲のなさが，当時の日本からの世界の医学の進歩への貢献の少なさにつながっていた．

　例えば，若い教室員が新しい事を発見したとき，指導教授から「ちょっと待ちなさい．そのうち必ず海外からも報告があるから，そうしたら日本第一例ということで報告をしなさい」と言われなど，欧米の医学への劣等感をはっきり示すような言動すらも漏れ聞いたことがある．

　私自身は医学生時代，最後の2年間，医学部のESSクラブの仲間と英会話の練習はしていたが，それはせいぜい趣味の域を出ておらず，日本人の英語発音には慣れていても実際に欧米人たちの話す英語を十分に聴き取る能力を育むという環境ではなかった．実際，当時の無給医の身で太平洋を船で渡り，まずはサンフランシスコに着いてから長距離バスがストライキのため急遽，汽車でアメリカ大陸の横断をすべく切符を買おうとしたときや，シカゴでの乗り換えで別の会社の鉄道駅を探したとき，そして目的地のフィラデルフィアの駅に到着してから研究室に電話をかけたときなど，彼らのアメリカ発音に慣れておらず，相手が普通に話すことすら理解するのに大変な苦労をした．

　ところが，2〜3ヵ月，彼らの間で仕事をしていると，相手の言うことが薄紙を剥がすように，自然に理解ができるようになってきた．また，ラジオやテレビでは，天気予報やニュースの内容がまず理解できるようになり，次いで，テレビドラマや映画もそれなりについていけるようになった．

　当時の日本とは違い，彼らの仕事のやり方でも本人に責任ある仕事の済ませ方がはっきりしており，仕事をだらだら延長することはなく自身の時間に公の仕事が入り込まないよう，きっちりと自分自身の時間を守っていた．

　一方，日本の医局には戦前からの封建的ともいえるゆったりしたシステムが残っており，秘書の仕事といえる雑用も頼みやすい新入医局員に集中してしわ寄せされる傾向があった．また，病棟の当直も助手以上の有給職員が当たるはずであるが，現実には生活の苦しい無給医局員が代わるがわる個人的に引き受けて，生活費の足しにしていたため，時には大学病院での当直室暮らしが何日間も続いたこともあった．

　一方，アメリカの研究する環境では，技官や秘書からのサポートがきっちり

となされ，医師や研究者は集中して自分の仕事だけをしていた．余暇も当時の貧しい日本では考えられない豊かな時間を使って楽しむこともできた．

　ペンシルバニア大学医学部ジューリング研究所では朝8時半に職員たちは仕事を開始し，夕方5時半には秘書も研究補助員もみな帰ってしまう．朝8時半からはじまった仕事は昼の12時に終えて昼食，午後は1時～5時半までで，週2回は午後5時過ぎ～1時間の大学院生講義がある以外，基本的には自分自身の仕事時間である．研修医達の勤務時間も決められており，仕事の延長もなく次のグループへの受け渡しもきっちりとなされていた．

　私は週3回，月・水・金の午前中は，市の郊外にある刑務所の若者の入所者のボランティア，午後は近くの老人ホームの老人ボランティアを対象にして皮膚の測定を行い，残りの火・木の2日は大学の研究所でデータ整理や文献検索をした．すなわち，当時，クリーグマン先生が考案した機器や皮膚テストによる生体皮膚の角層バリア機能測定をはじめ，血管拡張剤や収縮剤への皮膚血管の反応性，刺激反応や接触アレルギー反応などで起きる皮膚の反応性の違いを通して，老化がどのように皮膚の反応性に影響するかを，老人と若者との間で比較して調べたり，その頃，一般に使用がされるようになったステロイド外用剤塗布の皮膚への影響を先生の考案したさまざまな分析法で調べたりもした．しかし，老人の皮膚の角層バリア機能はクリーグマン先生の期待とは逆に，というか，その前のドイツの研究者がバリア機能は悪いというデータを残していったが，むしろ若者よりも良いというデータが得られ続けた[13]．では，あのカサカサと乾燥した老人の皮膚の角層水分保持機能は一体どうであるのかについては，残念ながら，当時はまだ調べる方法がなかった．

　一方，暇ができれば図書館で文献検索をしたり，クリーグマン先生がアメリカ特有の8人乗りの大型のシボレー・インパラという乗用車を1台貸して下さっていたので，時には気分転換に市内や近郊をドライブしたり，3連休にはワシントン，ニューヨークやニューイングランドまでも足を延ばしてアメリカの文化や自然を楽しんだりした．さらに夏休みの2週間はカナダ東部地域まで留学生仲間とドライブ旅行したりと，日本では考えられない，ゆったりした，そして，けじめのある生活を楽しんだ．

　しかし，何よりも，同年代の研修医達がユニークな患者について徹底的に文献を調べては学会で発表し，その反響を汲んだ形で臨床症例の報告論文にまとめ審査の厳しい国際雑誌に投稿を試みているのを目の当たりにした．また研究

好きの医師が新たな成果を学会に発表し，論文を国際雑誌に発表していたので，日本にいたときとは大違いに強い学問的刺激を受け続けた．後年，世界中にたくさんの弟子を育て，先年亡くなった皮膚病理組織学の大家，バーニー・アッカーマン君もまだ研修医2年目であったが，症例検討会ではすでに大家の風を感じさせるような自信に満ちた発言を先輩医師と戦わせていた．

当時の京都大学の皮膚科では太藤教授，池田助教授（当時）が初めて国際雑誌に英文論文を発表され，助手の先生たちもそれに追いつこうとはしていた．しかし，国内の多くの施設からの発表は邦文での原著論文がまだほとんどであった．当然，科学的な見地からすれば欧米並みに国際的に揉まれていかなければ，ますます日本は学問的に取り残されるのではないかと考えさせられた．

こうして，アメリカ生活ではいろいろな面で刺激を受け，動機づけられるとともに，「いつまででもこちらにいて構わないので，一緒に研究を続けていこう」というクリーグマン先生からの強いお誘いをいただいたが，太藤教授からは，「今後，一生をアメリカで仕事する覚悟があるのなら別だが，その決心がないなら戻ってきて母国でオリジナリティのある仕事をしなさい」という説得のお手紙を頂き，それまでの成果を自分なりにレポートに仕上げて残し，1968年の年末に新しい仕事に大きな期待を抱きつつ帰国した．

ところが，京都大学附属病院での無給医局員に戻り，仕事を始めるとすぐに，思いがけず全国的な学園紛争が医学部から勃発した．何しろ，明治以来，封建的な医局制度が続いてきた医学部では，このときまで無給医局員が多くの臨床活動を支えるという制度に乗っての医療が行われてきたことに対し，激しい医学生達の反対運動が起きて，大学の無給医達も仕事を返上するという形で運動が進み始めた．

かくて大学病院で仕事をする場がなくなった．しかし，それまで教室から誰も行き手の希望者がおらず，老齢の医長1人で外来診療だけをされていた国立京都病院の医員の席を太藤教授が紹介して下さった．そこで，重症患者も入院させての診療を始めるとともに，経験したユニークな臨床症例を国際雑誌に投稿すべく英文論文にまとめだした．こうして1年半後，医局制度廃止によりできたという教室委員会から京大学生診療所の助手募集の連絡があったので応募したところ採用された．卒業からは6年目の夏である．

このようにして医学部卒業から6年と年月はかかったが，ようやく活動の場所を京都大学の皮膚科教室へと移せたが，まだ若手であった太藤教授は学園紛

争での学生との交渉の手腕を買われて，大学病院長となられて公務が忙しく，せいぜい診療の合間や，講義の合間に立ち話的に学問の話をするくらいであった．もちろん，貧しかった当時の日本では，アメリカで行っていた皮膚の機器計測をするための機器製作の研究費捻出など，とても無理であった．

そこで，太藤教授との話や回診のときに漏らされるコメントから，研究視点を診療の場で出会う日常的な皮膚疾患へと移してみた．中でも表皮の増殖が異常に亢進して不完全角化の厚い鱗屑（りんせつ）をつくる角化異常症とされていた乾癬では，組織学的には強い炎症症状が見られ，激しい場合，角層下に無菌性の膿疱までつくったりもする．しかし，発症機序が不明であったため，その炎症症状の特徴を取り上げて，病変部の角層を分析し強い白血球遊走活性や血管壁透過性亢進作用を示すペプチドの存在と，実際に当時知られていたC5aアナフィラトキシンの存在を確認できた．

さらに，水虫やタムシ，すなわち白癬の患者でかゆい皮膚炎症状があることから，原因となるカビの白癬菌の抗原であるトリコフィチンに対しての接触アレルギーをモルモットや患者で証明したり，多発した扁平疣贅（いぼ）が治療や暗示で，一斉にかゆい炎症症状を示し，全て自然に消えていく現象の背景に腫瘍免疫が関与するという研究など，臨床の場で出会う現象の背景を探る研究をして，それらの成果を同僚達と英文論文にまとめては，国際雑誌に投稿を試み，6年間に20数編の論文が発表できた．これらはすべてアメリカ留学で目覚めさせられた学究精神のおかげといえる．

一方，この時期，大阪赤十字病院皮膚科医長であった先輩の山田瑞穂先生を新設の浜松医大の皮膚科の教授候補に推薦するので，一緒に助教授候補として私の名前をつけるからというお話が太藤教授からあった．まさか決まるとは思わずに了承したところ，そのまさかが本当となってしまい，京都大学助手に就任してから約7年後，教室の仲間達と別れて，一人，仕事場を浜松に移さざるを得なくなった．

ところが，そのことがまったく期待もしていなかった大きな発見と幸運，つまり皮膚表面の保湿状態やスキンケアの効果を数値的に捉える方法，すなわちセレンディピティserendipityにつながったのである[7]．もし居心地の良い京都大学でそのまま仕事していたならば，まず，あり得なかった大きな発見でもあった．

角層の水分含有量測定法の発見

　実際には，京都大学をあとにして 1977 年の 4 月から新設の浜松医大に赴任しても，病院はまだ開いておらず，居室や研究室も部屋だけで実験設備ももちろんない．山田教授と代わるがわる学生講義を続けつつ，あとは一人，部屋の掃除から始まって，京大の研究室から不要物として貰ってきたガラス器具などの洗浄や研究設備のセットアップに明け暮れていた．何不足のなかった京都を離れ，教育だけで研究も中断せざるを得ず，これは何ということかと，その年の暮れの病院開院で医局仲間が集まりだすまでは，自分の運命をかこつ日々が続いた．

　ところが，医学生の大学病院での臨床修練が始まりだしたある日，彼らと外来で診察をしていたところ，年配の男性患者が皮膚のかゆみを訴えて受診して来られた．診察し原因の老人性乾皮症の説明をし終えると，その患者が，やおら，ご自分の研究論文の別刷を差し出されて話を始められた．実は，この方は静岡大学工学部名誉教授の一条文二郎先生であり，ご自分の専門分野の高周波インピーダンス測定回路で，それまで不可能であった高周波の抵抗と電気容量とを独立して，それぞれを測定できる回路を開発したので，それを使い，何か皮膚科学分野でも応用ができるのではないか，というお話をされた．

　誰も調べたことのない皮膚の高周波電流インピーダンス測定という事に興味を惹かれて，一条先生の設計された回路の機器を制作し，まずは自分達の皮膚を測ってみた（図 5-1）．機器測定の結果からは，皮膚の高周波伝導度（抵抗の逆数）や電気容量の測定値が互いに相関しており，身体の部位の違いによって，あるいは皮膚病変の有無によってさまざまな振る舞いの違いを示した．健常人の皮膚では高い値であるのに，カサカサした鱗屑に覆われた皮膚炎や乾癬，乾燥した手湿疹では，いずれも周辺の正常皮膚に比し極端に低い値を呈する．ところが，角層に異常はなくて，単にその下に組織液の溜まった水疱の表面では，その周囲の正常皮膚と近いレベルの値であるが，もし，水疱が破れ皮膚の湿った生体組織が露出したびらん面となると極端に高い値を示した．

　それではと，実際に皮膚に保湿外用剤を塗ってみると，その有効性を反映して一瞬にして，これらのパラメータが上昇する．そして与えられた含有水分が蒸発すると，その外用剤の有効性に比例した一定値に落ち着く．例えば，正常皮膚に市販のグリセリン含有ハンドクリームを塗ってみると，測定値が直ちに

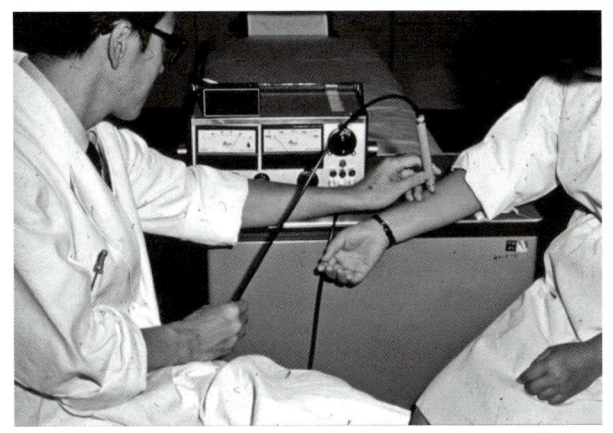

図 5-1　高周波伝導度・電気容量測定装置による角層水分含有量の測定

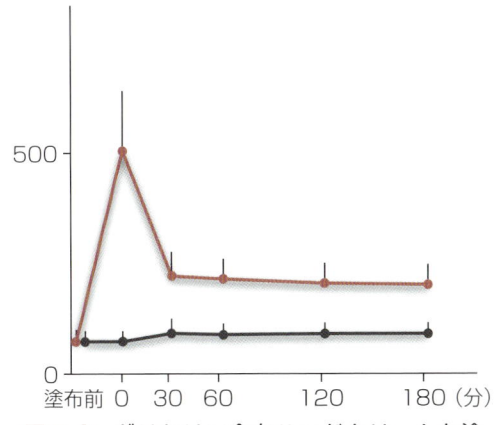

図 5-2　グリセリン含有ハンドクリームを塗布した後の高周波伝導度の変化

前腕屈側皮膚に 40％グリセリン含有クリームを塗布した部位（●）と無処置の対照部位（●）の角層の高周波伝導度の変化.

跳ね上がり，その水分が抜けてあるレベルにまで下がってからは，ずっと高い値を示し続ける（図 5-2）．一方，密封性のワセリンなど油脂製剤を塗布すると，初めは油脂膜の存在分だけで変化もないが，時間とともにその下に水分が貯留しはじめ，遅れて次第に上昇が見られた．

高周波伝導度(μmho)

- 無処置
- 親水軟膏
- 白色ワセリン
- 10%尿素クリーム { A, B, C }

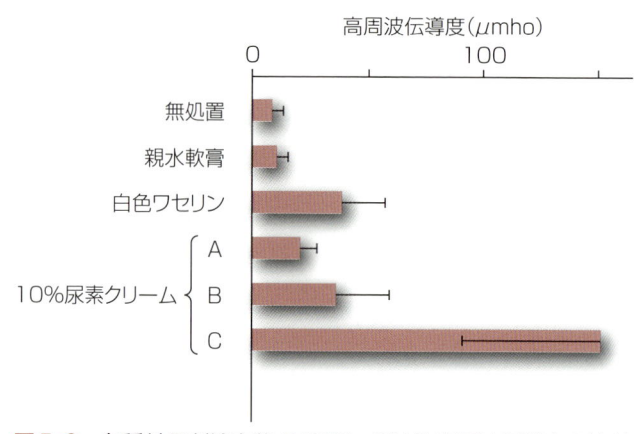

図5-3　各種外用剤塗布後2時間における高周波伝導度の比較
前腕屈側皮膚に，上から無処置，親水軟膏，ワセリン，10%尿素クリームの処方薬A，B（製薬会社製）と，化粧品会社製販売薬Cを，それぞれ塗布後2時間における高周波伝導度の比較．

　これらのことを総合して判断すると，皮膚表面の湿った状態，つまり保湿状態の程度を，この方法によって定量的に測ることができるという確信が得られた．それまでは誰も成功したことのない生体皮膚の角層水分含有状態の測定法の発見である[40]．どんな外用剤を皮膚に塗ったあとでも，それによって起こる角層の保湿性の変化を，簡単に定量できる．例えば，種々の外用剤の一定量を塗布してから2時間後の比較もでき，即時効果を示す親水軟膏（クリーム）と比べ，ワセリン塗布は塗布時には変化が少なくても，次第に皮膚の密封効果を発揮することや，医師の処方薬の尿素クリームに比べ，市販の保湿製剤に力を入れてきた化粧品会社の尿素クリームの保湿性がいかに優れているかもはっきり分かり，主剤は目を引くが，実際は保湿クリームに加えられた他の保湿成分の添加がいかに大切かも理解できる（図5-3）．

　一方，実験的に超薄の角層内部に入って調べていくには，少しずつ，角層を表面から角層細胞を剥ぎ落としつつ測定してみるとそれができる．すなわち，前述の皮膚の角層テープ・ストリッピング tape-stripping である．まずは，粘着セロファンテープを皮膚の1ヵ所に貼り付けては，その表面の角層を引き剥がすことを繰り返しつつ，正常の角層の深部まで順次取り除いては露出させる．測定を行ってみると，はじめ角層の浅いところでは伝導度の測定値がほんのわずかだけは徐々に上昇するが，角層深部の生きた表皮に近づきだすとぐん

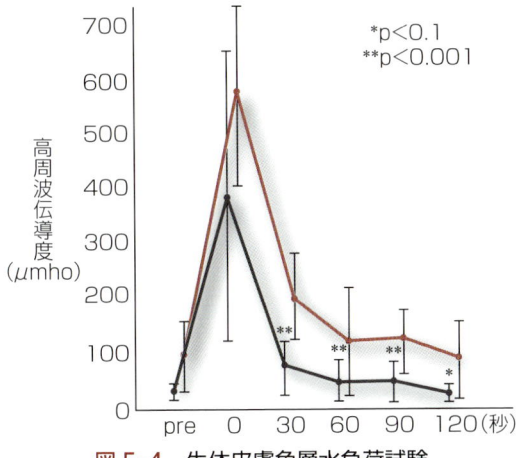

図 5-4　生体皮膚角層水負荷試験

若者（●）と老人（●）の前腕屈側皮膚における角層水負荷試験の比較．若者の皮膚は10秒間の水を貼付したあと拭き取っても，水分をよく吸収するため高周波伝導度は高く，老人と比べ，その後30秒ごとの測定でも水をよく保持し続ける．

ぐん上昇して高いレベル，つまり生きて湿った皮膚組織レベルにまで達することが観察できる（p.54 図 4-2 参照）．つまり，わずか1/50 mm にも満たない極薄の角層内の水分分布の状態を知ることもできるのである．

　この方法の発見により，それまで誰も測ることができなかったさまざまな角層の表面や内部の保湿状態の測定が可能となっただけでなく，蒸留水でも食塩水でも皮膚表面に塗布して，それを拭き取って，すぐ測ってみると，一瞬にして測定値は高くなるが，数分以内にそれが乾くとともに，ゆっくりと元のレベルへと下がるということで，角層の水分保持機能をも動的に調べることができる．例えば，皮膚表面に水滴を10秒間置き，拭き取ってすぐと，30秒ごとに2分後まで測定してグラフにすると，正常皮膚に比べ老人性乾皮症のある皮膚の鱗屑性病変では水分をあまり吸収せず，吸収してわずかに上昇しても，吸収した水分をすぐに失い，元の乾燥状態に戻ってしまう．一方，皮膚に保湿製剤を塗布すると，その影響を反映して，水の吸収も良くなり，また，水分が長く保持されるようになるという観察から，この試験法を生体皮膚角層水負荷試験 in vivo water sorption-desoption test と名付けて発表できた（図 5-4）[41]．水負荷をする時間を延長すれば，さらに大きな違いが分かるが，全体を2分間程で

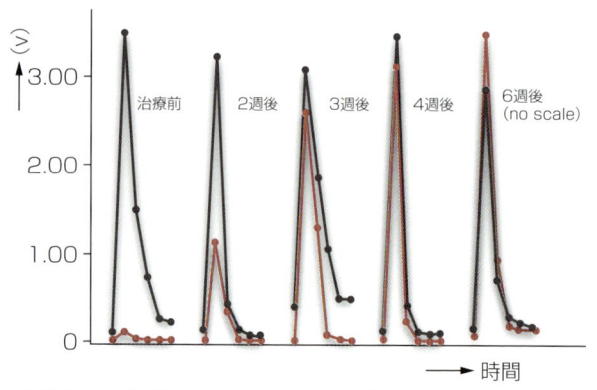

図 5-5 乾癬病変の PUVA 療法治療前後の角層水負荷試験

治療前の病変（●）は，被病変部（●）と比較して水もほとんど吸収せず，保持もしないが，治療開始後は，治療終了の 6 週後まで，次第に正常皮膚に近い水吸収能，水保持能が改善してきた．
(Tagami H, et al：J Invest Dermatol, 78：425-428, 1982)

終えられるということでは 10 秒間の水負荷時間の実用性が高い．

　何よりも，若者の正常皮膚の水分に潤った角層は柔軟で柔らかであるが，冬，乾燥してガサガサ，ザラザラとした触感がある老人性乾皮症の病的角層では水分保持機能が劣っているため乾燥していることを，これまで生体皮膚で定量することなどできなかった．しかし，このように動的変化としても，それらを短時間で簡単に測ることができる（図 5-4）．例えば，乾癬の病巣が PUVA 療法，すなわち，psoralen を塗布したあと長波長紫外線（UV-A）を照射する治療法を続けていくとともに病的な吸水能や水分保持機能の角層機能が改善していく状態も追跡して調べることもできる（図 5-5）．

　伝導度と電気容量，この 2 つの測定パラメータのどちらもが相関しつつ上下するが，伝導度測定は正常皮膚，電気容量測定は乾燥した病的皮膚の測定に適している．つまり高周波伝導度測定では角層の浅い部分，すなわち皮表の水分を鋭敏に測定でき，正常皮膚ならびにそこに保湿外用剤を塗布した場合の変化の測定に最適である．一方，電気容量測定は表皮組織の深いところまでの水分含有量を測定するため，正常皮膚での測定ではやや鈍感であっても，病的に乾燥した鱗屑に覆われた病変部の乾燥の程度でも，伝導度測定ではゼロと出るよ

うな乾燥した角層の状態がどの程度かも測定ができる．

　何より，この方法により，それまで不可能であった皮膚表面の水分保持状態の測定が短時間に簡単にできるようになったことこそ，まさに期待もしていなかった幸運の発見，英語でいうセレンディピティ serendipity である．

　初めて，これらの成果を日本研究皮膚科学会で発表すると，当時の皮膚科医には角層の保湿という観念もなかったため，聴衆の皮膚科の教授たちからは，皮膚の新たな電気的性質を調べた珍しい研究，あるいはバリア機能測定の亜流ではないか，というコメントしか得られなかった．

　しかし，Journal of Investigative Dermatology に投稿した論文[40]が掲載されたり，香粧品科学会（現・日本香粧品学会）で講演を依頼されたりし始めると，それまで皮膚を美しくする良質の化粧品作製に的を絞って研究してきても，せいぜい感覚的な評価だけで，実際に生体で定量的に評価することに難渋していた化粧品研究者たちが関心を持って尋ねてくるようになった．

　また，珍しく朝日新聞が日曜版でも，このことを詳しく記事として紹介してくれた．その後は，次々と，こういう機器を制作し発売する会社が国の内外に現れてきた．代表的なものとしては Skicon や DermaLab は伝導度，Corneometer, Moisture Meter, Nova Dermal Phase Meter などは電気容量を指標に角層の水分を測るものとして，現在，広く研究者の間で測定に用いられている．

　当時は，新しい実用性のある方法の発見では特許を取ってから発表すべきであるということなど，医学の分野ではほとんど誰も知らなかったが，その後，このような実用性の高い方法を発見した場合には，何よりもまずは特許を取っておくと，後々の研究費に困ることもなかったであろうと企業の研究者たちからも聞かされた．しかし，すでに学会や論文で発表してしまっていては，特許は取れない．その後，この方法を使っての発表がされた他の施設からの論文も，初めはわれわれの論文を引用していたが，方法の簡便さと確かさとが国際的にも確立されるとともに，もはやわれわれの論文の引用もなくなり，日常性から使用機器の名前が論文の実験方法に挙げられるだけとなってきた．もしも，実際にこういう高周波伝導度，あるいは電気容量を用いた測定方法を使用して研究発表した論文数から，この方法の引用数を評価をしたならば，膨大な数に上っていることだけは想像できる．

　余談ではあるが，前世紀末，ハーバード大学の Stern 教授らの検索では，皮膚科分野で引用古典 citation classic となるたくさんの引用をされた論文を5編

以上発表をした著者が世界に18人いるとして，列記された研究者の中に私の名前を見つけた．当然，これら角層機能の研究論文が，そこには含まれている[42]．また，この発見から約30年以上を経過して，最近，日本皮膚科学会総会でベテラン皮膚科学研究者を対象とするマルホ賞を頂いた．

現在，国際的にも生体皮膚での保湿の測定は，皆，実用性からこの機器を使ったものである．何より，今日，デパートの化粧品売り場や大手の化粧品店の店頭で，こういう皮膚の測定器で皮膚の保湿状態を測っている光景を，極めて日常的に見ることができる．

皮膚表面の水分保持機能

例えば，手掌や足底の厚い正常の角層を削り取って放置しておくと，乾燥してザラザラして硬くなるので折り曲げたり，力を加えると脆くて簡単に割れる．しかし，これをしばらく水に浸けておくと，水を吸って膨れだし，表面のザラザラ，ガサガサも消え柔らかく曲げることもできるようになる．このように，湿った生体の皮膚組織から削り取った角層片でなくとも，年齢がいき，表皮の増殖活動が低下し，角層の剥け落ちる時間が延長してくる中高年の人たちでは，空気が乾燥する時期になると，踵のひび割れをはじめ，手荒れが起きやすくなる．その人たちが，入浴するなり，手や足を湯に浸けていたりすると滑らかさや柔らかさを取り戻す．つまり，皮膚の表面の角層を柔らかで滑らかであるようにと保つ働きは，角層の水分保持によるものである．

しかも，角層下部は湿った表皮組織と接して水分に飽和しており，外気と接する最外層から中層までの水分含有量が問題である（p.54 図4-2 参照）．

さて，乾いた硬い角層に従来からある油脂性軟膏を塗ると，しばらくは何の変化も起きてはこない．しかし，時間とともに下の生きた皮膚からの水分蒸散を溜める密封効果を発揮しだし，油脂膜の下の角層は湿りだし次第に柔らかさ，滑らかさを取り戻し始める．この事が経験的に古くから知られていて，医療面でも美容面でも用いられてきた．一方，乳化技術の進歩で現れたクリームやローション，乳液など，それ自体が水分を含む保湿外用剤を塗布してみると瞬時にしてその水分が吸収され，滑らかさ，柔らかさが皮膚にもたらされるという即効的な効果が観察でき，その後は，余分な水分が蒸発して一定の平衡に達したところで，その高いレベルを何時間でも保ち続ける（p.93 図5-2 参照）．

すなわち，原始時代から経験的に人類が行ってきたさまざまな皮膚の手入れ法や化粧法，あるいは歴史的に皮膚科医が行ってきた軟膏療法の基本をなしてきたものは，時間とともに油脂自体も拡散し角層内にも透過はしていくが，そのスキンケア効果の主体は，いずれも油自体の働きではなく，角層表面が油脂で覆われるために，次第にその下の角層の水分保持が増してくるという密封効果により皮膚表面の柔らかさ，滑らかさが増す事によるものであった．そのため，外用剤の乳化技術が進歩，直接に保湿するスキンケア技術が発展するまでは，油脂塗布だけで皮膚表面を覆い水分の蒸散を防ぐことがされてきた．当然，その効果は遅効性であり，かつまた，科学的には評価に耐えないものまでも伝説的には用いられていた．

　医療面では現在も，密封効率の高いポリエチレンのラップで包む治療が閉鎖密封療法 occlusive dressing technique（ODT）として頻用されるものになっている．軟膏と違いラップの内容自体は浸透し得ないが，その高い密封性で角層の保湿が増すとともに，塗布していた外用剤の透過が容易となり，大きな局所的効果が期待できる．一方，これは密封に調節が効きにくいので，手足などでは発汗が目立つため，時には，ビショビショの過水和が起きたりもする．

　これに比べ，密封効率はさほど大きくなくとも，適度の保湿クリーム塗布では，速やかに自然な湿り気のある皮膚表面へと導くため，角層の過水和現象も起きない．特に，顔面のような閉鎖密封を行えないところでは，有効なスキンケア，つまりさまざまな基礎化粧のスキンケアが大きな威力を発揮する．その結果，現在では適度に保湿効果を発揮する化粧品が数多く作製され，市販されるようになった．

1　角層内の水分結合物質（図 5-6）

　では，角層内成分の何が水分と結合し柔らかさや滑らかさをつくり出しているのか．前述のように健康な皮膚の角層内には，いわゆる天然保湿因子 natural moisturizing factor（NMF）と呼ばれる主にフィラグリン由来の低分子の水溶性のアミノ酸類や，汗には，乳酸や尿素などの低分子物質が豊富に含まれていて，これらの NMF のレベルと生体の皮膚表面で測った高周波伝導度との間には相関が見られる[43]．フィラグリンは表皮最上層の顆粒細胞のケラトヒアリン顆粒を形成し，ケラチン線維を引き締め，盤状の角層細胞を形つくるタンパクである．それが前述のように，まずはシステインタンパク分解酵素の caspase

第5章 スキンケアの有効性における客観的評価法

図中ラベル:

A 皮脂
水分蒸散の防止とグリセリンの産生

B 天然保湿因子（NMF）
水分と結合

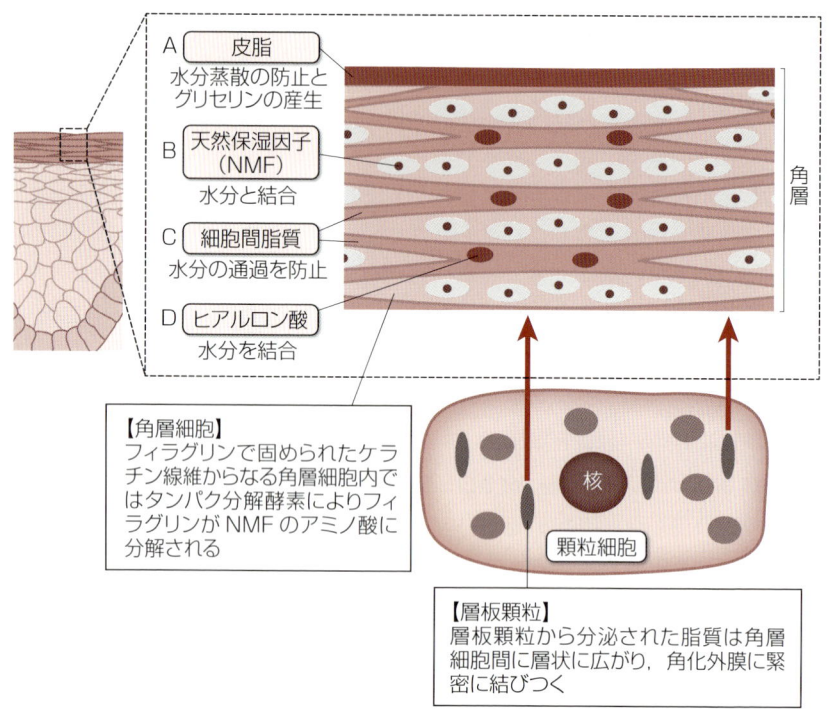

C 細胞間脂質
水分の通過を防止

D ヒアルロン酸
水分を結合

角層

【角層細胞】
フィラグリンで固められたケラチン線維からなる角層細胞内ではタンパク分解酵素によりフィラグリンが NMF のアミノ酸に分解される

核
顆粒細胞

【層板顆粒】
層板顆粒から分泌された脂質は角層細胞間に層状に広がり，角化外膜に緊密に結びつく

図 5-6　角層の水分保持に働く種々の物質

14 により，いくつかのペプチドへと分解され，さらに calpain 1 により分解され，最終的には bleomycin hydrolase によりアミノ酸へと分解されていく[26]．当然，フィラグリンからなるケラトヒアリン顆粒を組織学的にも見つけにくい尋常性魚鱗癬や慢性皮膚炎などの病的な皮膚では，乾燥しやすい老人の皮膚よりもさらに NMF が少ないために，角層の全層が乾燥し，臨床的には鱗屑，大きさは色々でも無数の亀裂につくった状態を呈して，触るとザラザラとしている[27,43]．

　冬に水仕事を始終行っている人の手掌は汗もかかず，角層から NMF が溶け出して失われるばかりであるため，皮膚表面はザラザラと荒れて，細かいひび割れもたくさんできる（p.57 図 4-3 参照）．特に，台所仕事，水仕事をする主婦には手荒れや主婦湿疹が起きやすかった．

　もちろん，角層細胞の間を緊密に満たしている細胞間脂質は，皮膚のバリアの中心的存在として水分をはじめ全ての物質の通り抜けを防ぐ働きをし，当

然，水を角層につなぎとめる[44]．

　また，思春期以降は男性ホルモン（テストステロン）の分泌が増し始めて，顔面，頭部，胸部や背部の中央部では皮脂腺が肥大化し，毛穴からの皮脂分泌が始まり，顔面，頭部や軀幹上部の皮膚表面を覆い水分保持に働く．皮脂の中性脂肪は毛嚢内の寄生菌であるアクネ菌由来の酵素リパーゼにより脂肪酸とグリセリンに分解され，このグリセリンも強い保湿性を発揮するため，成人では禿げあがった頭や顔には乾燥皮膚の変化は起きにくい．

　にきびのできにくい鼻の頭は顔一面のアトピー性皮膚炎のある人でも，つるつるとしていて皮膚炎症状を見つけにくい．それに注目した小児皮膚科医の山本一哉博士の名前から「山本サイン」と海外では呼ばれていることは先にも述べた．一方，頭の皮膚では毛髪が多いと気付かないが，成人性脱毛が目立ってくると，皮脂でつるつるして見える．ただし，頭髪があって面倒がり洗髪をあまりしないと，脂を好むカビのマラセチアが増えて刺激をし，脂漏性皮膚炎（フケ）の鱗屑ができ得る．

　女性の場合にはお肌の曲がり角といわれるように，30歳ころより皮脂分泌の減少が始まり，中年，老年ともなると腰のまわりから下肢にかけての皮膚は空気の乾燥した冬には，カサついて，かゆくもなりやすい．また痛い「かかとのひび割れ」もよく知られた皮膚の悩みである．健康な男性であっても年齢が50歳を過ぎると皮脂分泌は減り，冬，下半身の皮膚が乾燥する老人性乾皮症ではひび割れて，かゆみも起きやすい[24]．

　従来の日本家屋に比べると，最近の家屋は気密性も良く，さらに暖房により室内の乾燥がひどくなり乾皮症も起こりやすい状況にある．特に，皮脂分泌が少ない子どもたちは，顔面に「ハタケ」と呼ばれるカサカサとした白っぽい乾燥皮膚の単純性粃糠疹（白色粃糠疹）を起こす（p.22 図1-21 参照）[22]．しかし，思春期を境にして皮脂分泌が盛んになると，皮膚表面の状態も大人のパターンへと変わりだし，顔面皮膚の乾燥は起きにくくなる[45]．

　なお，前述のように，一生変わらずに頻回に瞬きをし続け，柔らかさを要求される瞼だけは，他の動物たちでも特異な皮膚部位である．それを引き継いでヒトでも皮脂分泌は少ないが，ゆっくりと分化した大型の角層細胞から構成された薄い角層という特殊性があり，高い保湿性を示す[16]．幸い，この部位は思春期となっても，皮脂分泌が少ないため，吹き出物のにきびもできない．

　さらには，表皮細胞自身も，非常に水分結合能の高いヒアルロン酸を分泌し

ており，それもまた角層の水分保持に働き得る[46]．

これに対し，皮膚の炎症性病変では表皮は増殖が盛んで厚くなり，しかも十分な分化過程を経ずに角化するため，不完全角化の角層が次々と増産され，肉眼的にもザラザラした鱗屑が覆い，ポロポロとフケのような落屑が観察できる．こうして角層ターンオーバーの亢進が早くなると，角層のフィラグリンなど角層タンパク成分の酵素分解も不完全となりアミノ酸産生が減る．当然，このような病的な角層はすぐに乾燥して厚い鱗屑となり，ひび割れて剥け落ちる．

アトピー性皮膚炎患者では一見，炎症性病変とは見えなくとも乾燥して，ザラザラと触れる部位がある．そこを強く擦ると短時間で赤い条ではなくて，血管収縮を示す蒼白な線条を生じる，いわゆる遅延型蒼白化現象を証明できる．この乾燥皮膚は一見すると炎症がないように見える．しかし，背景には軽い炎症が残存し，表皮の代謝の亢進が見られる部位に相当する[30]．そのため，普通の健康人では，一様な紅斑性炎症の刺激性皮膚炎を起こしても短時日で消退するはずの1％ラウリル硫酸ナトリウム水溶液を24時間貼付してみると，この洗剤刺激により著明な角層バリア破壊とともに，1週間も持続する激しい刺激性皮膚炎を起こし得る[47]．

一方，老化により表皮の代謝が低下した老人の皮膚では角層のターンオーバー，すなわち古い角層が新たにつくられてきたものと置き替わる過程がゆっくりとしており，角層バリア機能は悪くはないが，フィラグリンの前駆物質が構成するケラトヒアリン顆粒の形成が少なくNMF産生が減るため，環境の湿度の低下する冬季，多くの老人は皮脂分泌の少ない下半身の皮膚表面がカサカサに乾燥して，かゆみを起こしやすい老人性乾皮症を発症する[24,43]（p.21 図 1-20 参照）．

もちろん，年齢とは無関係に，「鮫肌」と呼ばれる遺伝的な尋常性魚鱗癬の人の皮膚ではフィラグリンの遺伝子異常があるため，生まれつきNMFが産生されにくく，空気の乾燥した秋から春までは四肢を中心に乾燥皮膚がひどくなる[26,27]（p.76 図 4-12 参照）．何より尋常性魚鱗癬の家系の乳幼児では，皮膚表面の角層が乾燥して細かいひび割れによるバリア破綻を生じ，角層の割れ目からは環境の大きなタンパク分子の透過も起き得る．それによって感作されやすいアトピー家系の子どもはアレルギー反応を起こしてかゆみを生じてくる．かゆくて掻けば，さらに，それを助長することにもなる[48]．当然，このような子どもはアトピー性皮膚炎を発症し（図 5-7），また，喘息や鼻アレルギーなど即時

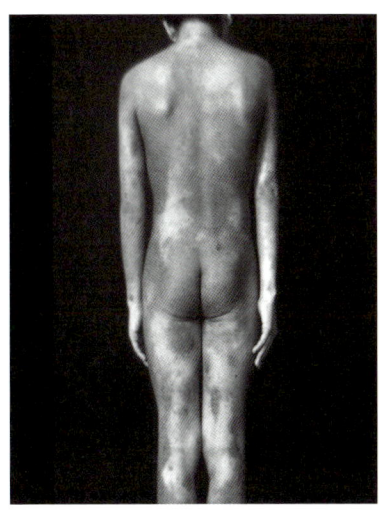

図 5-7　小児アトピー性皮膚炎

型アレルギー反応も起こしやすい．ごく軽い皮膚炎の皮膚といえるアトピー性乾皮症でも，バリア機能は低下しており低分子刺激物質は透過しやすく，刺激性の炎症反応は起こしやすい[30,47]．これらのことから，暖かく湿った季節に向かう春生まれの子どもに比べると，乾燥して寒い冬へと向かう秋に生まれた子どもではアトピー性皮膚炎の発症率は高い[28]．

いずれにしても，ひび割れてザラザラした状態の皮膚，乾皮症は寒くて空気の乾燥する冬には増悪し，皮膚表面の細かいひび割れはかゆみの感覚を増すため無意識に引っ掻くと，表面のひび割れを増すという悪循環を生じやすい[48]．

このような乾皮症は，何も子どもや老人だけではなく，同じことは糖尿病患者[49]や腎機能障害で透析を受けている患者[50]にも起きやすい．このような人でも全身性ではなく，まずは腰から臀部，下肢伸側を中心に乾燥症状を起こしてくる．成人の患者では角層が薄くとも，皮脂分泌の多い上半身には乾皮症は起きにくく，下半身に皮膚の老化による乾皮症が年齢的に早く起きだすと考えれば理解がいく．老化した皮膚では，角層のアミノ酸などNMFは低下するし，皮脂分泌も減っている[24,43]．それに輪をかけたように，低下が著しいのは生来，アミノ酸の元となるフィラグリンの遺伝子異常でケラトヒアリン顆粒がつくられない尋常性魚鱗癬の角層である（図 5-8）．

さらに，われわれが思いもしていなかった興味深いことは，季節的な鼻アレ

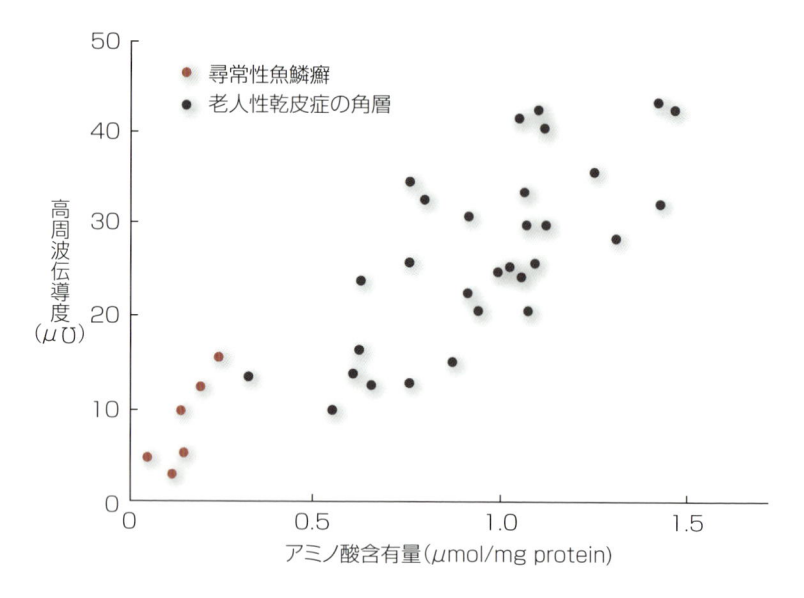

図 5-8　角層アミノ酸含有量と高周波伝導度との関係

尋常性魚鱗癬の患者と老人性乾皮症患者とで比較すると，アミノ酸含有量と高周波伝導度との間には有意の相関が観察された．

(Horii I, et al：Br J Dermatol, 121：587-592, 1989)

　ルギー患者のようなスギ花粉症の人でも，一見，正常と見える前腕屈側の皮膚で角層機能を測ってみると，有意の角層の乾燥があり，NMF のアミノ酸の低下が観察される．しかし，角層バリアの標識とされる経表皮水分喪失 transepidermal water loss（TEWL）は決して異常ではない[51]．つまり，ひび割れのような角層バリア破綻は NMF の低下で起りやすく，環境からのタンパク抗原の侵入を許し，アトピー性皮膚炎患者やアレルギー性鼻炎患者での環境タンパク抗原へ過敏症を誘発を起こしやすい．

　子どもに限らず老人性の乾皮症であっても，免疫的な環境抗原への感作が起きやすい人では，前述のように冬季には乾燥しやすい下半身に貨幣状湿疹をつくってくる[31]．病変部では角層細胞の間を満たす働きをする細胞間脂質も少ないため乾燥し，ひび割れができたり鱗屑を生じる．このような人では正常の皮膚の見られる前腕屈側の正常皮膚にタンパク抗原を貼付しても反応は出にくいが，もし，そういう皮膚の表面の一部を注射針の先で擦って，ひび割れの白い線条をつけて超薄の角層のバリア機能を破壊しておき，ダニ抗原など環境タン

図5-9 角層水分含有状態の比較

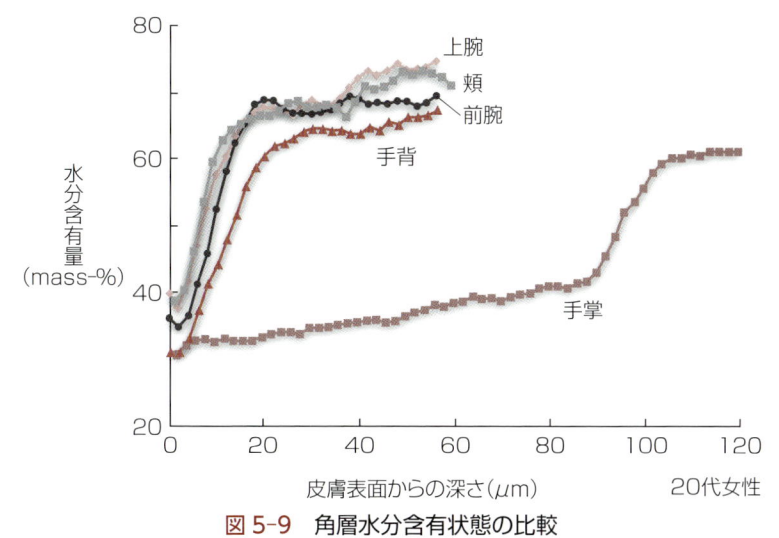

共焦点赤外線ラマン顕微鏡による種々の部位の角層水分含有状態の比較．手掌では，頬，上腕，前腕，手背と比べると，表層の乾燥した部分が厚く生きた表皮に近づき始めて水分が増えだす．
(Egawa M, Tagami H : Acta Derm Venereol Venereol, 87 : 4-8, 2007)

パク抗原液を2日間貼り付けておく擦過貼付試験をしてみると，その部分には健常人では起きてこないアレルギー性接触皮膚炎の湿疹性反応が現れてくる[36,37]（p.73 図4-10 参照）．

2 生体での角層内部の水分含有量の計測法

これまで繰り返し述べてきたように，角層内の水分含有状態は均等ではない．皮膚表面から中層までは低く，そこから内部の生きて湿った表皮組織に近づくにつれ高くなるという濃度勾配があり，試験管内での角層片のような一様に水を含んだ状態で水分含有を生体で見ることはない（p.54 図4-2 参照）．身体のさまざまな部位のうち，最もはっきりと，それが観察されるのは，他と違い非常に角層の厚い手掌と足底の角層である（図5-9）．水分の少ない部分が角層の表層から中層に幅広く見られて，表皮に近い下層になって初めて他の皮膚と同様のパターンで水分含有量が上昇を始める[52]．当然，空気の乾燥した冬にひびやあかぎれが起きやすいゆえんでもある．これに対し，角層層数が軀幹や四肢の皮膚の2/3程度しかない顔面には乾燥症状は起きにくい．ただし，前述の

105

ように皮脂分泌の少ない子どもの場合には「ハタケ」と呼ばれる白色粃糠疹（単純性粃糠疹）が，顔面皮膚にも起き得る[22]（p.22 図 1-21 参照）．

さて，数秒間，測定用の電極を皮膚に当てるだけで，高周波インピーダンスの構成成分の伝導度や電気容量を指標として，皮膚表面の角層の水分保持の状態の測定は可能である．それ以上に長く電極を当てておけば，その下には角層から失われてくる経表皮水分喪失してきた水分が徐々に溜まりだし上昇が続くことも観察できる．

このような方法により，皮膚に水分を含むローションやクリームを塗布した後を観察をしてみると，まずは瞬時に角層が水分を吸い，そのあと，それをゆっくりと放出して，それぞれの有効性に従ってあるレベルに達し安定していくことが観察できる．そのため，20～30 分後の測定で，これらパラメータがどれだけ上昇を起こすかということを保湿剤の効果を判定するのに用いることができる（p.93 図 5-2 参照）．ただし，実際の測定には汗もかかない気温 20℃，湿度 40～60％の涼しい環境，すなわち，人工気候室にあらかじめ 20～30 分，静かに座って待ってもらい，皮膚がその環境と平衡になってから測定を行うことが好ましい．この場合，測定条件は同じ環境であるため，違う日時や違う季節での角層の水分含有状態との比較も可能である．

設備さえあれば，共焦点赤外線ラマン顕微鏡を用い角層内の水分や NMF の生体の角層内分布も正確に測定することができる[52]．この方法で得られた角層と表皮内の水分分布のグラフからは，皮膚表面の角層から生体表皮組織までの厚さを測ることもできる（p.105 図 5-9 参照）．大体の部位では 20 μm 前後であるが，手掌や足底のように異常に厚い角層の部位では，外界に接する角層表面の低い状態が角層のかなり深いところまで続き，生体組織の表皮に近いところから，他の部位の皮膚のように水分含有量が上昇しはじめ，その厚さは 100 μm を超え得る．一方，顔面のように薄い角層の部位では皮膚表面から直ちに水分含有量の上昇を認める．この水分上昇カーブの始まりだすところから，生体組織レベルの水分含有量の部位までの距離を測れば，生体内での角層の身体各部位の厚さを推定することが可能である．結果的には皮膚の凍結組織標本で数えた角層層数に比例した厚さ[15]を観察できる．

3 角層内水分分布状態の試験管内実験での証明

生体の角層に類似した状況を試験管内の実験用につくり出すために使う角層

サンプルは，皮膚の良性あるいは悪性腫瘍を手術的に切除する場合に，後の傷痕を目立たなく縫合するために，病変部の周辺を取り巻く正常の皮膚も一部含めて摘出するため，その正常皮膚の部分を使いそこから取り出す．まずは2分間摂氏60℃の湯につけ，薄い表皮を真皮から剝離し，それをさらに0.0001％トリプシン溶液に一晩浸けておくと表皮組織が消化され，擦り落とすと角層だけが超薄のシートとして取り出せる．

こうして単離した角層シートで5枚以上濾紙を積み重ねた束を十分水で濡らしたものをカバーすると，一方の側は真皮組織のように水に濡れた濾紙，一方は外気と接した角層の膜となるので，まさに生体皮膚と似た状況の角層モデルが出来上がる．それを種々の湿度環境に置いて調べると，75％の相対湿度以上の環境では，角層がぐんぐんと水分を吸い始めることが観察できる[53]．そして角層中の水分重量と高周波伝導度との間には，はっきりとした相関が認められる．つまり，高温多湿の熱帯や日本の夏のように温度も湿度も高い状態では，発汗も手伝って，角層は環境から水分を盛んに取り込んだ状態にあり，乾燥した冬は角層中層までの水分も低下するといえる．

なお，実験的に角層シートを裏表を逆さまに，つまり真皮側を上にしてセットすると，出来たての新しい角層の状態を調べることもできる．意外なのは，生体で外側にあり，脱落寸前の古い角層よりも，出来たての新しい角層のほうが，水分保持機能は劣っていることが観察できる．すなわち，角層の成分は角層内を移動しつつ，さらに成熟を重ねていき，水分保持も良くなることが分かる．

4 角層水分含有量の部位，年齢，季節での違い

角層内の水分含有量は健常人でも全身一様ではなく，角層が薄くて，しかも皮脂分泌のある顔面や頸部，肘や膝の屈側では軀幹や四肢よりも高い．特に頸の周囲の皮膚は柔らかく角層も水分に富んでいる[54]．皮脂分泌のある成人では顔面で測定する限りは年齢による違いは見いだしにくい．また，アトピー性皮膚炎患者との比較をすれば，健常人，アトピー性乾皮症そして湿疹病変の間での部位による違いや保湿状態の違いも測定できる（図5-10）．これに対して，角層のバリア機能は顔面の部位により違い，頬は良く，鼻唇溝から下顎部にかけての軽い脂漏性皮膚炎の影響が強い部分は経表皮水分喪失は高い[55]．しかし，いずれの部位でも加齢とともに低下する傾向が見られる（図5-11）．言う

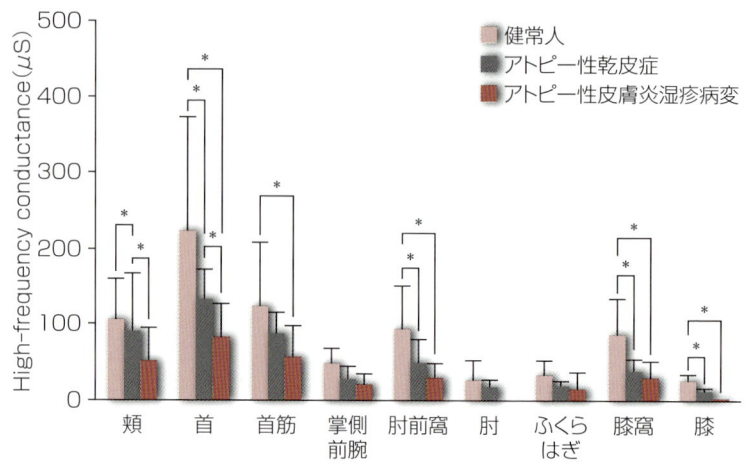

第5章 スキンケアの有効性における客観的評価法

図 5-10 皮膚表面の角層水分量の違い

身体の各部位における角層水分量(高周波伝導度)とアトピー性皮膚炎の非病変部皮膚と病変部皮膚との比較.部位により水分量はそれぞれ異なるが,病変部が最も低い.

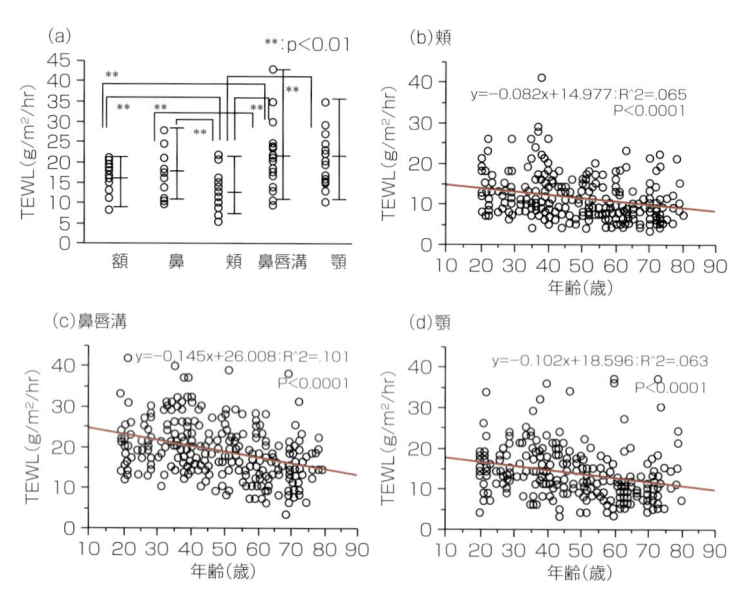

図 5-11 顔面各部位の経表皮水分喪失と年齢との相関

さまざまな年齢の正常人の顔面各部位のバリア機能の指標である経表皮水分喪失と年齢との相関.顔面の角層バリア機能は部位により大きく違い,さらにそれぞれが年齢とともに良くなり,水分喪失量は低下する.

(Kobayashi H, Tagami H : Int J Cosmet Sci, 26 : 91-101, 2004)

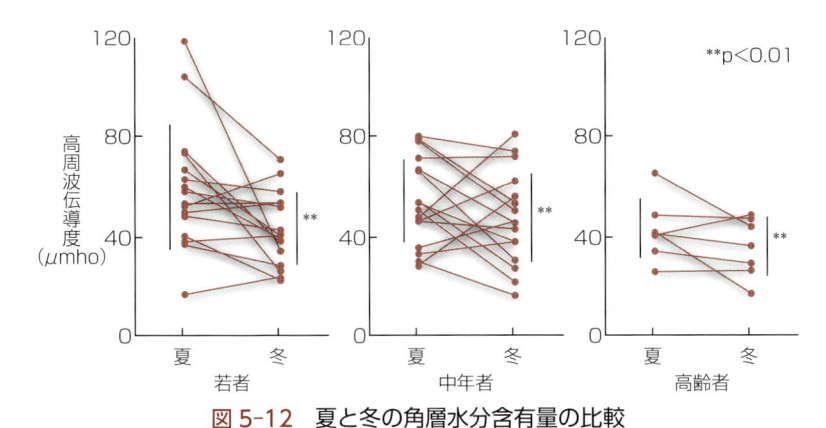

皮膚表面の水分保持機能

図 5-12　夏と冬の角層水分含有量の比較

さまざまな年齢の前腕屈側皮膚の同一部位における，夏と冬との高周波伝導度測定で調べた角層水分含有量の比較．角層水分含有量は年齢とともに低下するが，夏と冬では有意に冬が低値である．

なれば，年とともに"面の皮が厚くなる"ということとも一致する変化ではある．

　一方，健常人でも冬季に下背部や下肢伸側を触ってみて，ザラザラと触れる乾燥した荒れ肌，すなわち乾皮症では，当然，角層の水分量は低下している．これは加齢とともにフィラグリンの減少によるNMFのアミノ酸低下があり，発汗が減り乳酸塩，尿素の減少があり，さらには皮脂の分泌の少ない下半身では老化とともに水分含有量が低下するため，乾燥した冬には老人性乾皮症が必発となり，その半数は，小さいひび割れが刺激されて，かゆみを訴える[24]．

　また，成人では冬に厚い踵の角層が乾燥して，深くて痛いひび割れのあかぎれを生じやすくなる．しかし，年齢を問わず同一人で，空気の乾燥した冬季と湿った夏季に同じ湿度条件の人工気候室に入って測定すると，生活環境の湿度が低下する冬には，いかに角層水分含有量が有意に低下しているかがはっきりと分かる[29]（図 5-12）．一方，バリア機能である経表皮水分喪失は頬で測ってみても冬には夏と比べ有意に高くなり，乾燥して寒い冬の環境がいかに皮膚の表面の状態を悪くしているかが分かる（図 5-13）．ということで，皮膚表面の角層の保湿状態は常に環境の温度や湿度と連動して変化し続けている．乾燥し始める秋口から春まで，普通の人であれば，スキンケアすなわち角層の保湿に心を配るべき季節である．

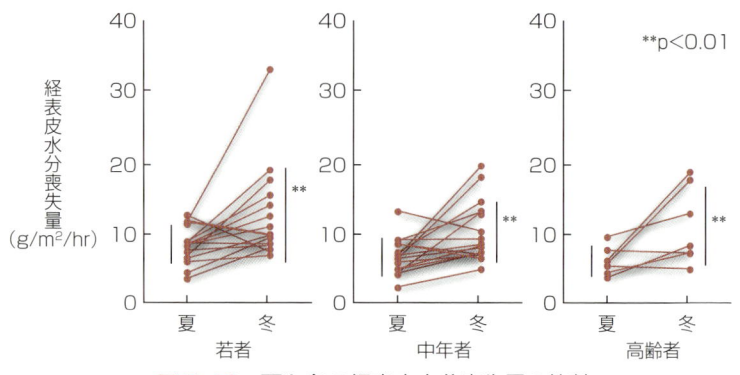

図 5-13　夏と冬の経表皮水分喪失量の比較

さまざまな年齢の前腕屈側皮膚の同一部位における，夏と冬との経表皮水分喪失量で調べた角層バリア機能の比較．角層バリア機能は年齢とともにやや良くなるが，夏と冬では有意に冬がバリア機能低下による経表皮水分喪失量が高値を示す．

5　外用剤塗布による保湿効果の評価

　さて，生体の角層の水分含有量を簡単に測ることが可能となったので，皮膚にさまざまな外用剤やスキンケア製品や化粧品を塗ると皮膚にどのような変化が起きるかを数値としても捉えることができる．新しいスキンケア製品の有効性における客観的な評価法も，皆，この方法を用いることで可能となった．

　すなわち，一定面積に一定量の外用剤を塗布し，そのあと数時間，その部分の水分含有状態がどのように変化するかを追跡する，あるいは一定時間後に測定するという簡単明瞭な方法である．

　一般には上腕や前腕の屈側部の中央に近い部分に1辺4 cmの正方形の測定部位を記して，そこへ一定量の外用剤を平均に塗布した後，その直後と一定時間後，例えば30分，60分，120分後の測定をする．それ以上測定時間を延長しても大きな変化はまず見られない．

　電極の当て方で微妙な差も起き得るので，1ヵ所のデータだけではなく，測定部位内の5～6ヵ所に電極を当てて計り，飛び離れた上下の値は除き，残りの値の平均値を取るようにする．いくつかの測定箇所が左右の前腕屈側で取れるので，当然，数種類の製品の比較もできる．

6 角層水分含有量の重要性

　最近，皮膚科の学会ではアトピー性皮膚炎がフィラグリン遺伝子異常のある尋常魚鱗癬の家系に多発することから，バリア障害が問題視されている．これが発症要因となることは当然であるが，一般的な皮膚のバリア機能測定の方法で尋常性魚鱗癬の上肢の前腕屈側の皮膚を測ると健常人のTEWLが5 g/m^2/hrであると，患者でも8〜10 g/m^2/hrくらいでしかない[56]．この測定値は顔面のバリア機能を健常人の頬で測ると15 g/m^2/hrであることに比べれば問題なく低い値である．ということで，四肢では低分子刺激物がやや健常人より透過しやすい程度ではあっても，環境からのアレルギー反応を起こす巨大な異種タンパクの透過を云々する測定値レベルでは到底ない．確かに毛嚢や汗管のような皮膚付属器では角層が不完全であり，こういうバイパス透過もあり得るが，面積的には皮膚表面の数1/100と狭く，あまり大きな問題とはならないし，アトピー性皮膚炎患者が特にバイパスが目立つ皮膚をしているわけでもない．

　さて，角層の水分含有量を測定すると，皮膚の乾燥の目立つ老人性乾皮症のひどい人たちに比べても魚鱗癬患者ではさらに測定値が異常に低い値である[43] (p.104 図 5-8 参照)．角層は冬の乾燥でひび割れても，そこから漏れる水分量はTEWLとして測定する値には，さほど影響はしない．しかし，前述のように，正常に見える皮膚表面を注射針で引っ掻き白い条をつけ，厚さ10数 μmしかない角層に人工的な割れ目をつくると，そこからでも環境の異種タンパク抗原が透過し得るため，即時型アレルギー反応の蕁麻疹反応を数分後から起こし得る．さらにこのような擦過部位にタンパク抗原で上述の擦過パッチテストをすると，ダニ抗原をはじめ日常生活の場にある異種タンパク抗原に，赤い細かいぷつぷつとした丘疹からなる接触アレルギー反応に特有の湿疹性変化が2日以降から生じてくる[37] (p.73 図 4-10 参照)．

　すなわち，タンパク分子の透過をも許すような角層バリアに破綻があるのか，ないのかを見るには，角層バリア機能測定よりも角層水分含有量の測定のほうが大きな意味を持つ．実際，乾燥した季節の環境に向かいだす秋生まれの新生児でアトピー性皮膚炎の発症率が，湿った環境に向かいだす春生まれの新生児より高いことからも，いかに皮膚表面の乾燥による細かいひび割れ，つまり「角層のバリア破綻」が本症の発症に大きな意味を持つかが分かる[28]．

　また，このようなひび割れを人工的に針で皮膚表面を擦って浅いひび割れを

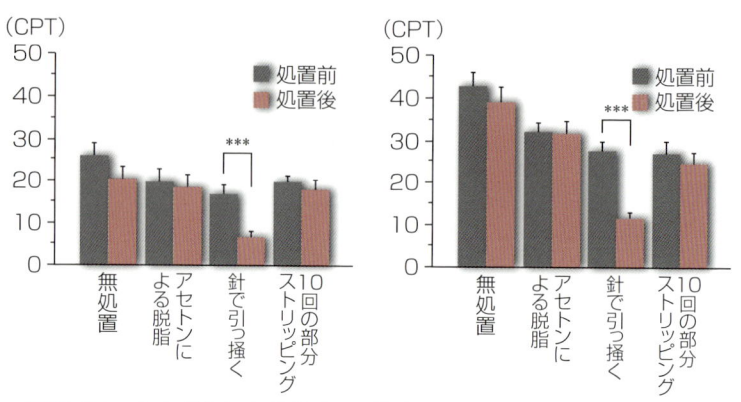

図 5-14 さまざまな皮膚表面への傷害におけるかゆみ閾値への影響

Neurometerによるかゆみの閾値を健常人の前腕屈側の角層にさまざまな処置をして調べたところ，アセトンによる脱脂，注射針による角層の表在擦過傷，10回の部分的ストリッピングでは，唯一浅く針で引っ掻いた部位で有意のかゆみ閾値の低下が見られた．

(Kobayashi H, et al：Dermatology, 206：204-211, 2003)

つくってみると，角層の脱脂で乾燥させることや，角層全体を広く薄くするテープ・ストリッピングに比べ，かゆみに対する閾値が有意に大きく低下し，かゆみを感じやすくなることが分かる[48]（図 5-14）．

多くの皮膚科医がバリア障害，すなわちTEWLの増加を想定しているが，低分子刺激物の透過量を増すくらいの機器測定で捉えられるバリアの変化ではなく，タンパク抗原の透過を許すような「角層バリアの破綻」までも起こし得る，水分保持機能低下が起きる病的状態である乾燥にこそ注目すべきである[56,57]．もちろん，角層の保湿状態が他の部位よりも高い顔面でアトピー性皮膚炎が起きやすいことに関しては，常に環境に露出しているということや，毛嚢や汗腺などバリア機能が不完全な付属器が多いことは否定できない．

現在まで，角層のバリア機能がいかに緻密な表皮組織の働きによりつくりだされたかは分かってきたが，それを例えば外用治療や薬剤の内服によって，顔面の角層のバリア機能を四肢や軀幹並みにまで強くするとか，あるいは軀幹や四肢の皮膚をもっと高いバリア機能を呈する皮膚にする，ということが出来るものまでは見つかっていない．

というより，これまで長い年月をかけた進化の道を経て辿り着いたヒトの角層の中庸を得たバリア機能を，それ以上に上げることは，皮膚からの水分蒸散

による体温の調節機構を乱すようなものであり，現在の地上の最適な環境でもうつ熱障害を容易に引き起こすようなことにもなりかねない．長い道のりを走ってきたマラソンランナーが，水分不足で体温が過剰に上昇するうつ熱症状を起こすような状態をつくるようなことは決して好ましくないからである．むしろ，寒ければ衣服を着て対策をし，熱が溜まれば皮膚から放熱できる状況をこそ準備しておくべきである．しかし，将来的に，外用製剤の方法が進歩すれば，このような副作用のないバリアクリームと呼ばれる製剤の登場も否定はできない．

　かつて皮膚科医は，医薬品や外科学的あるいは物理化学的な医療技術を用い，病的な皮膚を治療してきた．近年，そのような生体に侵襲を与える治療法より，皮膚科学や化粧品科学の進歩を取り入れた，より自然な方法で，生理的ともいえる皮膚の手入れをしつつ，健康で美しい皮膚を保つ，あるいは病的状態を正常に戻すことを目的としたスキンケアが発展しつつある．

　皮膚を自然のままにしておくだけで，環境の影響も受けずいつまでも健康で，病気の発症も抑えるということは容易ではない．何よりも，秋から春まで，誰もが最近大きな発展を示してきたスキンケアにより角層の保湿を積極的に行い，皮膚表面の性状に破綻が起きて，疾患へと進展することを防ぎ止めることをすべきである．さらには軽度の状態の皮膚病変に対して，薬剤治療や外科的な治療までも行わずに治癒に導く日常的なスキンケアで正常皮膚の状態を保持することにより，病気の発症を予防することこそ望ましい．

　そのため，ここに述べたような肉眼観察だけでは捉えにくい病的な状態を，簡単にいち早くつかむ客観性のある方法の開発と検討が進められてきた．今後もさらに新たな方法の開発が期待される．

第6章 スキンケアの実際

　最近，久しぶりに高校時代のクラス会に出席する機会があった．卒業してから，すでに50数年が経ち，今や皆70代も半ばであるが，20人近くの出席者があり，1/3は女性であった．元々，昔の男子校が戦後になって1/4程の女子学生入学を受け入れた高校であったため，青春を謳歌したあの時期，女子生徒たちは男子学生の中でいつも目立つ存在であった．そして，現在，何よりも印象的であった事は，ろくに皮膚の手入れもせず，野球，水泳，テニス，登山，ゴルフなど野外活動の機会の多かった同年齢の男性たちと比べ，70歳を過ぎた彼女らがまだ若い時代を思い出させる容貌と，美しい皮膚を保っていることであった．長い都会暮らしと日々の皮膚の手入れ，男性に比べれば日光に当たる機会も少なかったことしか，今も，その若々しい皮膚の保持について説明のしようがない．

　日本語の基礎化粧，すなわちスキンケアは，昔からお化粧と呼ばれた白粉，口紅，眉墨，さらにはアイシャドー，香料（フレグランス）など，皮膚を目に見える化粧品で飾り立てるメイクアップ化粧とは対照的に，洗顔，美容液，乳液，クリーム，ジェルなどの医薬部外品にも属し得る製品を用いての日々の皮膚の手入れを言う．

　男性でも年齢がいくと，寒い冬，軀幹や四肢には乾燥による皮膚のかゆみで，皮膚科医を訪れ，保湿剤による皮膚の手入れを行っている．それ以外にも，炎天下でゴルフ，テニス，野球，水泳などするときには顔の紫外線防御も必要であったが，それについては学校，会社，社会では，まず教育もされていない時代を生きてきた年代である．

　老年期に入り，一般的なスキンケアといえば，主に冬，腰から下の乾燥皮膚の手入れとなる．これまで述べてきたように，医学的に内部から増すことのできない超薄の皮膚のバリアである角層表層の水分含有量を，外から基礎化粧品と同じように保湿スキンケア製品で補って，滑らかで柔らかい肌を保つように

することに尽きる．

　乾燥した冬，皮膚表面の角層が水分を失えば，病的な皮膚で見られるように細かいひび割れを伴うカサカサ，ザラザラした乾皮症を生じ，前述の高周波測定機器測定で測ってみると，ゼロに近い値である．そうなると，外からの物理的な刺激も受けやすく，結果として，かゆくて引っ掻くと，今度はそれによる炎症，つまり乾皮症性皮膚炎，時にはアレルギー性の貨幣状湿疹まで生じ，程度がひどければ皮膚のバリア機能の破綻，皮表のpHも弱酸性より高い中性に近い値になる．

　そのような状態の皮膚にスキンケアを行ってみると，直ちに適度な水分が与えられ，つややかで，柔らか滑らかな皮膚にかわり，高周波伝導度や電気容量を測ってみると測定値もぐんと上昇を示す．

　つまり，ある程度は病的な乾燥皮膚であっても，保湿により健康で魅力的な皮膚に戻し保つことができる．誰もが風呂上がりの状態で水を吸った皮膚は，きれいに輝いて見えるはずである．ただし，それは一時的であり，しばらくすると元に戻ってしまう．一方，スキンケアの効果は数時間以上持続する．有効な製剤の塗布を毎日続けていれば，何日かは塗布を忘れても効果は持続する．

　約50年前，私が京都大学病院の無給医として皮膚科の研修を始めた時代には，スキンケアという用語もなかった．そこで最初に教わった事は，歴史的な軟膏療法である．幅広くそれを研究してこられたベテラン病棟医長から，数名の入院患者たちを主治医として割り当てられた．現在の医療状況からすると意外であるが，入院しているひどいアトピー性皮膚炎の患者はほとんどおらず，原因不明の全身の慢性皮膚炎による高度のかゆみに悩んでおり，一見，黒人のようにも見える褐色肌の色になった老人性紅皮症と呼ばれる乾燥皮膚の患者が何人か，年余にわたり入院されていた．

　病棟医長は少量の副腎皮質ホルモン，すなわちステロイド剤の内服に加えて，さまざまな歴史的に有効とされてきた植物や鉱物の成分を含んだ特有の臭いのするタール剤を含んだ軟膏，つまり油脂製剤を身体それぞれの部位に別々に塗布し，ガーゼで包み，あとは全身を包帯でぐるぐる巻きにする軟膏外用治療を続け有効性を比べつつ，良いと判断したものを選び出し，それを中心に塗布していくようにとの指導をされた．ところが，どんなに熱意をもって治してみようと，主治医がそれらの治療を日々，繰り返してみても，まずあまり大きな変化は現れなかった．

歴史的なさまざまなタール製剤の軟膏類の間でも，有効性の違いがはっきりあるどころか，せいぜい塗布後に湿布のような気持ち良さが見られるだけであったし，かゆい慢性湿疹性病変に対しても，権威者の発言だけで，確実にそれらが有効という薬理学的研究成果もなかった．

　一方，その頃から使用が始まっていた抗炎症作用や免疫抑制作用など薬理効果もはっきりしていたステロイドの軟膏やクリームの塗布を，教授の認印を頂き使ってみると，見事に塗布部位では皮疹が改善していくことを観察できた．もし，医学も科学として再現性を基盤に発展するならば，当然，薬理作用もはっきりしない歴史的なタール軟膏製剤よりも，有効性の背景や機序が分かってきた薬剤性外用剤に軍配は上がる．タールの臭いが好きだとか，懐かしいとかいう人たちもいたが，次第にこれらさまざまな歴史的タール製剤の軟膏も特殊な疾患の治療を除き，一般の臨床の場からは姿を消してしまった．

　長い人類の歴史の中，実際に有効性がはっきりしなくとも，その分野での権威と言われる人が主張するものを「何々には効く」と信じて，周りを取り巻く人たちも使ってきた．そのため実際には，偶然に自然治癒したときに使っていた薬が有効とされ，その後，広く用いられていたことには枚挙にいとまがない．もちろん民間にも，ある塗り薬，ある温泉，ある薬草が特効的と信じられて長く用いられてきた歴史がある．

　また，有効な薬剤をむやみに使えば，当然，副作用も起きてき得る．かつて一時は社会的に，ステロイド外用剤への拒否などが起きた事もあるが，現在は，その有効性を知り，副作用の出ないような使い方が指導されて，患者たちは根拠のはっきりした薬剤投与へと戻ってくるようになった．

　何より，現在では医学的な薬剤治療において，本当に効く実薬とよく似せてつくった偽薬，すなわちプラセボを投与された患者でも偶然に治癒が起き得るプラセボ効果が観察されるため，医師にも患者にも目で見て実薬か偽薬であるかが分からないもの同士を比較検討する二重盲検法が取り入れられ，実際に実薬が偽薬に統計学的にも有意の差を持って有効性を示す場合のみに，有効性の薬剤と判定され承認もされるようになっている．そうでないものは毒性が心配なければ，伝説を背負った民間薬として，ある地域では使われたりもしている．

　皮膚疾患だけではなく，歴史的に用いられてきた一般の化粧品や保湿剤によるスキンケアについても同様であり，現在では機器を用いての客観的な皮膚の計測，中でも皮膚表面の性状を決める角層の保湿機能の定量的計測で，その有

第6章　スキンケアの実際

効性の評価が可能である．有効なスキンケア製品であれば，アトピー性乾皮症などを治療する場合，特に冬，その低下したバリア機能を改善し，正常レベルにまで近づけていくことができる[58]．しかし，正常皮膚の角層のバリア機能をさらに強めることは，いかに有効なスキンケア製品をもってしても，ましてやステロイド外用剤の治療などでも，自然の摂理を変えることに等しく無理である．せいぜい角層の透過性をある程度は抑え，外界からの刺激を受けにくくする働きの，いわゆるバリアクリームをべったりと塗ると，刺激を受けにくくする事はできても，油脂によるベタベタした密封性の塗り心地はあまり良くない．

一方，最近では塗布して快いというさまざまなスキンケア製品が多方面で作製され使用されるようになってきた．それらを何日間か塗布し続けると，自覚症はもちろん臨床的な皮膚の観察でも，機器測定の数値からでも，皮膚表面の保湿性を上昇させ，ある程度低下した角層バリア機能すらも正常のレベルにまで修復させる効力を発揮する．そのため，有効性もはっきり確かめ得る[58]．

もちろん，健常人の皮膚でも，ある程度の問題がある場合には，こうしたスキンケアの有効性を，実際に二重盲検法で確かめ得る．つまり，観察する側も，調べられる側も，何を実際に塗布しているか分からない状態で皮膚科学的に判定することである．さらに，皮膚の滑らかさや触ってみての柔らかさは，皮膚表面の角層の保湿状態で決められるため，皮膚の高周波伝導度や電気容量の測定で科学的な定量的測定は可能であり，主観的な判断だけでなく，今や客観的にもそれら指標を増すように作製され，スキンケア製品として出来上がっている．

いわゆるスキンケア製品である基礎化粧品としては，基剤の性状から化粧水，乳液，クリームなど直接に角層機能に影響して向上させるものや，それらの塗布前の皮膚から微生物や汚れを洗い落とす洗浄剤，さらには時間をかけて顔面を包むパック剤，美白剤など，さまざまな工夫が考えられた種類のものが挙げられる．その有効性は主観的な使い心地はもちろん，生物学的にも医学的にも，さらには，機器判定からも客観的に評価ができる．

このような基礎化粧で皮膚を良い状態に整えた上で，女性は見た目の皮膚の状態を自由に修飾できるメイクアップを適宜用いる．それには，コンシーラー，ファンデーション，アイブロウ，口紅，眉墨，白粉，アイライナーのような遺伝的に皮膚が受け継いだ素質や，それまでの生活パターンを反映して生じてきた後天的な変化を全てカバーし，別の皮膚の性状を打ち出すという演出をするメイクアップ化粧品である．

一方，ヒトに備わっていない快い香りを外から皮膚に与えるフレグランス（香料）の使用も，塗り心地や実際の化粧後の出来上がり具合，とくに他人への美的効果など舞台俳優のそれにも似た主観的な評価，見た人や周囲の人の好みまで大きく左右する性質のものである．つまり，本来の皮膚の機能的な面への有効性というより，まさに化粧，つまり快いと感じ得る皮膚の状態や色調をさまざまなメイクアップ化粧品で新たにつくり出すことが可能である．ただし，これは芸術品と同様，あくまでも美的評価，つまり主観的な判断が基本であり，客観的な化粧の出来上がり具合に評価を下すことは難しい．

　快い皮膚の香りは，これまで快いと人が感じてきたさまざまな天然の香料，すなわち植物，動物あるいは鉱物由来の香料，あるいは類似の化学物質，さらに香料をいくつか組み合わせてつくり出した芸術品と言っても良い高級フレグランス製品となっており，本人だけでなく，他人への心遣いもできる．しかし，いずれも人間として好みを中心とした香りの評価，つまりは美的評価の対象である．

　なお，香料はいずれも揮発性であり，小さい分子からなっているため，皮膚の角層を通しての透過も起き得る．そのため，さまざまな動物やヒトでの安全性試験など，慎重な事前の検討が求められる．香料に限らず，われわれの身体に自分のものとは違う成分が入った場合に，食品などと同様，それに過敏な人がまれにいることも念頭に置いておかねばならない．そのため，慎重な幅広い事前の試験が行われてきて，安全性確認がされた上で，発売に辿りついていることは確かである．

皮膚の存在意義から見たスキンケアの必要性

　生命が誕生し，母体内の羊水の環境で育つ間は別として，われわれの皮膚の存在意義は，乾燥した大気に包まれた地上の環境に生まれても，生体組織が水分を失わず活動を続けていけるようにと守る働きをするバリアをつくり出す器官であるということに集約できる．すなわち，どんなに乾燥した地上環境に暮らしていても，皮膚の表面が角化という特殊な分化をする上皮組織である表皮に包まれているかぎり，それがつくり出す超薄の柔らかいバリア膜，角層に緊密に覆われているため生存も可能である．ただし，胎児の角層は母体内の羊水中に浮いているという環境でのバリア膜であり，この世に生まれてすぐの外界

の乾燥した空気に触れて1～2週間は所々に鱗屑（りんせつ）の塊をつくったりする．それらが毎日の産湯で全て落ちてしまうと，まさに，柔らかく，きれいな玉のような「赤ちゃんの皮膚」へと変わる[34]．

　これまで，皮膚の働きについて，よく話題にのぼってきた事では，広範囲にわたる熱傷（やけど）の恐しさがある．というのは，皮膚の欠損と熱傷による炎症反応により環境に露出したままの生体組織からは，まさに吹き出す温泉と同様，大量の水分喪失が起こるためである．医療の側からは必死に輸液をして，なんとか体内からの水分喪失を起こさないように乗り切っていこうと懸命の頑張りがなされる．可能であるなら，残存する健康な皮膚の一部を採取し，それを格子状に穴を開けて拡げたり，小さい島状に細かくした皮膚片を散在して植皮し，できるだけ普通の皮膚の面積を拡げて覆うようにもする．すなわち，水こそは生体組織における生命活動の基本を支えるものであるため，その蒸散を防ぐべく，身体表面を覆う皮膚の極薄の角層が必須のバリア膜として働いているのである．

　もちろん，われわれの身体を取り巻く外界にはさまざまな毒物や病原微生物が無数に存在している．しかし，生きた皮膚組織の表面がわずか10数μm程の超薄の角層で包まれていることで，外界からこれら外敵や傷害性物質の体内への侵入も確実に防がれる．ということで，これまで述べてきたように，乾燥した外気中でも生体組織が常に一定の水分を保った状態で生命活動を続けられるようにと守ってくれる，優れた生体由来のバリアである超薄の角層が身体全面を覆っている．

　さらに，角層自体も水分を保つことで柔軟性を維持し，ひび割れができたり，外敵や害毒が環境から侵入しないように守ることで，本人にも快く，他人の目にも美しい皮膚をつくり出す．つまり，肉眼的にも捉えられる皮膚の乾燥，ひび割れは病的とは見えなくとも，すでに異常状態の皮膚と理解し，処置が必要である．

　実際には，角層の保湿能力がうまく機能せずに乾燥したひび割れがザラザラと汚く見えたために，過去の人間社会では多くの皮膚病患者が非科学的な根拠で「ライ病」とされて社会的差別を受けてきた歴史がある．このように，角層の異常で保湿機能の働かない人たちは見せ物として立たされたりもした．

　健康な人の角層は手掌や足底を除き，わずか10数μmという超薄の膜状物のバリア膜であるため，さまざまな傷害により角層機能が破綻してしまうと，環

境からの刺激が直接に生体組織に及び，傷害とそれに続く炎症，すなわち皮膚炎が引き起こされる．その一方で，「にわかづくりの病的角層」つまり鱗屑が表皮の表面を覆い，何とか対応するようにと働く．

　こうした皮膚の状態を密封保護するようにと，皮膚科医は昔から，経験的なスキンケアの始まりとも言えるさまざまな油脂成分を主体とする軟膏療法を行ってきた．残念ながら密封性といっても，油脂膜の密封だけではバリアとしての機能も角層と比べれば雲泥に劣る．しかも皮膚を通して失われてくる水分の蒸散をつなぎ止め，角層に柔軟性をもたらすように働く効果発現までにも時間がかかり過ぎる．

　さらにまた，ある程度の薬効を期待してこれら油脂の軟膏に種々の天然物のエキスやタール剤が混ぜられ用いられてはきたが，それらがはっきりとした薬理作用を発揮するほどの効果を上げるよりも，多くは軟膏塗布自体の角層機能破綻部位の保護作用が働いたと言ってよい程度のものであった．

　皮膚はまた，外界と接している臓器であるとともに，重要な感覚器官として，身体を取り巻く環境からの傷害から生体を防御している．特に重要な顔面，手掌，足底の皮膚の表面には，知覚神経の網が密に張り巡らされており，もしも環境からの傷害，すなわち引っ掻き傷や擦り傷，あるいは皮膚疾患により皮膚表面の角層が乾燥してひび割れて破綻が生じると，ごく浅い傷からの刺激でも知覚閾値が低下し，容易に不愉快な痛み，かゆみを感じるようになり，それにより傷害を与えるものからも逃れようとする[48] (p.112 図 5-14 参照)．一般に，角層のバリア破壊を起こす外傷では，後に炎症が引き起こされるため，皮膚を保護するワセリンのような油脂性軟膏を塗ったり湿布をしたりして，それらの感覚を鎮めることは経験的にも行われてきた．多くの「きず薬」は，皮膚欠損部分を覆う軟膏基剤が基本である（図 6-1）．

　さまざまな乳化剤の存在下で水と油を混合させてつくりあげた乳液，クリームやローションは，生体膜に傷害を与え得る界面活性剤が用いられているが，製品によっては，時には角層を透過して生体組織にも影響し得る．また，ひび割れや小さな傷のある皮膚では刺激性がまったくないとはいえず，医学の分野では軟膏製剤が油脂の密封効果を考慮した皮膚を覆う薬剤投与法として用いられ，臨床の場では傷や感染症の治療には刺激性の少ない抗菌薬の軟膏が頻用されている．

　一方，正常皮膚への油脂成分の塗布では，その密封効果に比例し皮膚表面へ

第6章 スキンケアの実際

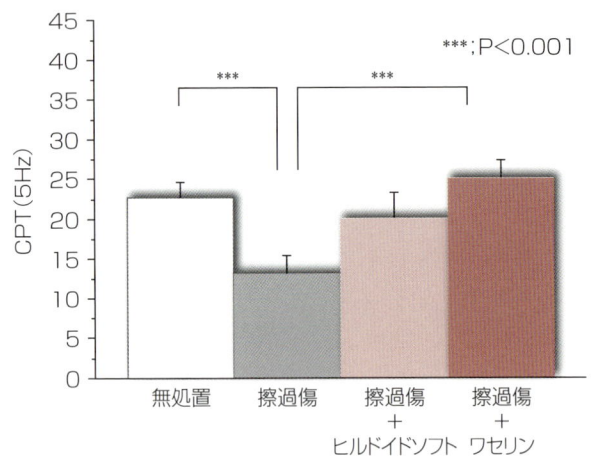

図6-1 Neurometerによる擦過部位への外用剤塗布後のかゆみの閾値測定

健常人の前腕屈側の角層に，注射針で擦過傷をした部位にさまざまな処置をして調べたところ，保湿クリーム（ヒルドイドソフト）塗布で中等度改善し，ワセリン塗布で無処置と同じ閾値に戻った．

の残存度によって起きるベタベタとした違和感がどうしても避けられない．かくて，正常皮膚に塗布して違和感がなく，むしろ，快く感じられる即効的な保湿効果をつくり出すべく，過去何10年に及ぶ乳化技術，すなわち洗練された界面活性剤の働きを十分に発揮させる一方，これに工夫を加えて，さらに，その刺激性は少なくするという製剤開発技術の進歩が，皮膚に直接塗布しての使い心地の良さはもちろん，製品の安全性と機能の発展をも導いてきた．

環境からの皮膚傷害—日光紫外線と光老化

現代の日本の社会では，衛生や栄養の向上を含めた生活レベルも医療技術も大きく向上し，寿命も80歳を超えて延長し続け，歴史上これまでにない高齢化社会が到来した．ところが，昔であれば信仰の対象とすらされてきた太陽の光が日常の生活環境で起こす傷害，すなわち，その紫外線による皮膚の傷害が，単に年齢による皮膚の老化ではないことも近年はっきりしてきた．

最も大きな問題としては，子どもたちが日常的に太陽の光を浴びて遊び育つことをしないわけにはいかず，医学的にも，そのことによる皮膚への影響を起

こさないようにすることが求められたことである．つまり，皮膚の老化防止という視点からは，単なる保湿機能の低下防止だけではとどまらず，誰もがそれに対してのスキンケアをすることが必要となってきた．しかもそれは，幼児期から始められるべきことでもある．

　かつてはビタミンDの産生を促すということや，精神的な根拠から，乳児や幼稚園児からの日光浴が推奨されていた．しかし，それでは長寿社会となった今，長年の紫外線照射に起因して皮膚に生じるしわやしみという老人特有の変化，すなわち光老化の発症が不可避となった（p.14 図 1-11，p.50 図 3-1 参照）．すなわち，歳を取るほどに老けた様相を呈するようになるのは，生体の自然現象でも何でもなく，日光の紫外線傷害，つまり一種の放射線障害であるという心構えを持つことの重要性である．

　この章の初めにも述べたように，メイクアップもせずに，日光に当たることを避けなかった男性において，女性より老化が目立ちやすい．つまり，しみ，しわ，さらには露出部の発癌が起きてくる事に環境の紫外線への曝露が大きな原因となっているのである．特に，顔面の彫りが深いとされてきた色白の白人で顕著である．

　このような光老化の皮膚での角層機能を調べるべく，われわれは長年のベテラン・ゴルファーの手背部の皮膚を用いて検討してみた．なぜゴルファーなのかというと，その対照となるあまり強い紫外線にも当たっていない皮膚として，いつも覆われている下腹部や臀部の皮膚を比較することが一番ではあっても，繰り返し述べてきたように，部位が違えば皮膚の性状や機能には大きな違いがあるため，得られたデータを簡単に比較することに無理があるからである．そこで，ゴルファーは片手だけ手袋をすることに目をつけて，左右の手背で比較するかたちで調べてみた．

　その結果は，光老化のある皮膚では角層のバリア機能は保たれているが，保湿機能が低下していることが明らかとなった[59]．老人となって乾きやすい皮膚が，さらに乾燥してくるので，季節によっては，ひび割れも起こしやすくなる．もちろん，真皮組織も影響されるので，乾燥だけにとどまらず，深いしわ，さらにはしみと呼ばれるさまざまな種類の良性腫瘍や悪性腫瘍が長年の日光に露出されたことで生じてくる．

　そのため，長寿社会と化した現在，熱帯地方に住むのなら，白人や黄色人種であれば常に，また，温帯地域の日本でも春から秋までは，露出部の顔面，頸

部，手背には，紫外線に対するスキンケア，すなわち紫外線防止剤の塗布をすることが求められる時代である．

　これまで長年にわたりビタミンD不足でくる病が起きるからと，われわれは学校教育で日光浴を勧められてきた．そのため，昔の深窓の令嬢はいざしらず，現在，成人になっている人たちでは日光紫外線の影響を皮膚に受けずに育った人はまずいない．見まわしてみると，露出部の皮膚にはしみやしわのない中老年の人はいないからである．今後は，それを防ぐためには，このような紫外線による一種の放射線傷害といえる皮膚の変化を起こさないよう，子どものときから，なるべく強い日光照射を避けるように，深窓のお嬢さんのような指導をして育てていかなければならないことを私は皮膚科医として言ってきた[60]．しかし，現実には，なかなか徹底されてはいない．意外にかつての教育や指導方針を急に変えるということには，指導してきた側にもはじめは難しさがあるようであったが，マスコミなどからの働きかけもあり，最近では教育でもようやく徹底され始めたようである．

　元気な子どもや若者は，戸外での活動をして日光に当たる機会も多いため，青年に達した頃から，こうして繰り返された紫外線曝露による皮膚の細胞の遺伝子傷害の蓄積で，少しずつ皮膚にしわやしみとして現れる光老化が起きてくる．寿命がせいぜい40～50歳までと短かった昔であれば，そこで人生が終わっていた．しかし，大幅に寿命が伸びてきた現在では，色白の人の場合，その最終的な皮膚傷害の結果として，中高年になれば放射線障害とよく似た皮膚癌の発症が起きてしまうということを念頭に置いておかねばならないのである．

　この事について，白人が子どものころから亜熱帯地域に暮らしているオーストラリアやニュージーランド，または定年後に温暖地域に移住してくる白人の多いアメリカのフロリダで皮膚癌の多発が見られ，皮膚の健康問題として大きく浮かび上がってきた事を，第1章でも述べた．こうして，国際的にも日光に対する人々の生活態度も大きく変わってきた．

　幸い白人に比べ日本人ではやや皮膚の色素量は多く，紫外線障害から守られているとはいえ，昔の40～50歳と短い平均寿命の時代には，あまり見ることのなかった光老化や発癌は，現在の長寿社会では明らかに増えており，そのため子どものときから日焼け止めのサンスクリーン剤を露出部位に塗るという紫外線防御への日常的なスキンケアが求められるゆえんでもある．皮膚の浅い所に傷害を起こし，日焼けやそばかす，成人後の良性腫瘍の脂漏性角化症や日光黒

子によるしみ，中老年からの発癌にからむ波長が短くエネルギーの強い B 波紫外線（UV-B）は，もちろん冬の日光にもある．そして，皮膚深部までも透過し，弾力線維が増えるように働き，皮膚にしわやたるみを起こすエネルギーの弱い A 波紫外線（UV-A）があるが，どちらも根気よく防御していくことが大切である．さらに雪面からの日光反射がきつい春スキーや夏の海水浴では，紫外線防御は必須の皮膚の手入れ法であるし，日焼けサロンの長波長紫外線も，発癌性は弱くとも皮膚深部への透過性があるため，しわをつくる働きがあることを知っておかねばならない．

　骨の発育を促すには，ビタミン D 製剤を飲んで補えばよい事であり，何もわざわざ日光に皮膚を曝して傷害，つまり光老化を残す必要はない．今や日本の人口の 1/4 が 65 歳以上の高齢者という社会になっており，まずは，それをスキンケアの基本として述べておきたい．

スキンケアの実際

1 皮膚の性状を決める角層の保湿作用

　これまで繰り返して述べてきたように，すべすべと滑らかで，柔らかい素肌の美しさは，皮膚の最表層の角層表層の保湿状態のいかんによって決められるものである．生きた皮膚の表面は，表皮の分化の最終過程でつくられた超薄の，せいぜい 1/50 mm 程度の厚さであるバリア膜の角層で覆われており，水のような小さい分子すら自由には通さず，乾燥した地上でも身体が干物のような状態にならないように防いでくれる一方で，その薄い表面は常に柔らかく自由な身体の動きを許す．つまり，発汗によらずに自然に皮膚から水分が失われる経表皮水分喪失 transepidermal water loss（TEWL）はもちろん，角層の深部から浅い部分へと拡散する物質も極めて微量に抑えられ，角層内には水が保持され柔らかで滑らかな皮膚表面をつくり出している．

　信じられるだろうか．軀幹や四肢では皮膚表面からわずか 1/50 mm，顔では 1/100 mm の深さの所には，体内の組織液に浸かって活動する表皮の細胞が存在し，生命活動を営んでいる．もし水を張った池の水面を密封性が高い極薄のポリエチレンの膜で覆い水の蒸発を止めようとしても，1 m^2 の広さから 1 時間に 2 g 程度の水は失われ得るが，驚いたことに，人間の軀幹や四肢の角層を通

しては 1 時間に 1 m^2 当たり，せいぜい 5 g 前後の水が失われる程度に守られているのである．

例えば熱傷の患者で，水疱が破れたびらん面からの経表皮水分喪失（TEWL）は 70 g/m^2/hr 以上であるが，機能の低下した角層に覆われた湿疹性皮膚炎の病変でも，10～30 g/m^2/hr 程度の TEWL が観察される．そのため乾燥した環境で，全身が皮膚炎の患者さんを裸にすると，水分の蒸発が熱を奪うために皆が寒がる．このように，目に見える皮膚炎の病変とは言えない単にカサカサと乾燥してかゆいというアトピー性乾皮症でも，正常皮膚より 10～20% は多い TEWL があるため，乾燥した冬には寒さを感じやすい．

もしも地上での生存に必須のバリア機能だけに注目すれば，鎧のような厚い皮膚の覆いがあれば良い．しかし，それではアルマジロのように自由な日常行動にも不便を来す．そのため，バリアとしての働きに加えて，さらに浅い部分の皮膚も滑らかで柔くきれいに保たれるという，これまで述べてきた外観を決めるということでも極薄の角層の存在こそが重要で，スキンケアも求められる．

角層を産生する際に関与する遺伝子のどれかに生まれつき異常があると，異様な鱗屑に覆われた皮膚のある魚鱗癬を生じ，かつては見せ物にさえなった患者たちのようなさまざまな臨床像の病変を発症し得ることを繰り返し述べてきた．健常人でも外的，内的な刺激が皮膚に加わり表皮の角化過程が促進されれば，一時的にこういう皮膚では角層のバリア機能の低下を伴う皮膚炎だけでなく，その病的な角層成分が水を十分に保てずに乾燥し，ひび割れや鱗屑をつくってしまう．それぞれが皮膚科を受診する患者である．

すなわち，健康な皮膚で正常な機能を持つ角層上層が，水を保持して皮膚の表面に柔らかさ滑らかさを与える働きをしているが，日常で問題となる「肌荒れ」は，さまざまな環境や体内の影響のもとに起きる軽度の皮膚の異常に伴う角層の水分保持機能の低下により生じてくる変化である．

誰もが入浴した直後は，皮膚の表面が十分に水を吸った状態にあり，一時的にはしなやかで柔らかく滑らかである．その温かさも消え，汗をかかなくなっても健康人では適度の保湿があるが，乾皮症ではその病的な保湿力の低下の程度に従って，またカサカサとなり，ひび割れる乾燥皮膚が戻ってしまう．当然，それが起こる前にこそスキンケアを行うべきである．

10～20 μm と非常に薄い正常の角層が生体組織を覆った状態で，組織液で潤された生きた表皮に近い角層の深部は十分に湿っている．一方，外気と接する

表層は比較的乾いているため，表面から深部の表皮組織に近づくにつれ，急激に増加する水分の濃度勾配がある（p.54 図 4-2, p.105 図 5-9 参照）．その場合，滑らかで健康な皮膚表面を保つには，角層の表層の部分がある程度の水分を含有しているかどうかが重要である．かといって，湿り過ぎもまた，汗をかいた風呂上がりの肌と同様，ベタベタして肌触りが良くなく，強くこすれば，角層はフニャフニャした垢の塊としてはげ落ちてくる．

適度の角層表層部の保湿こそが求められるものであり，これは前述のように正常皮膚ならば高周波電流の伝導度，病的な皮膚では電気容量の測定で簡単に評価できる（p.93 図 5-1, 図 5-2 参照）．

2　角層の保湿成分と保湿剤

皮膚の表面を覆う皮脂は，それ自体が水の蒸発を防ぐこともするが，保湿剤を塗ったほどに多い量ではない．それより，主成分である中性脂肪が常在微生物由来のリパーゼによって脂肪酸とグリセリンに分解されると，グリセリンが高い水分保持機能を発揮する（p.93 図 5-2 参照）．例えば，角層が薄くて皮脂分泌もある頭の壮年性脱毛が起きて，禿げ上がった成人の額や前頭部は，保湿と皮脂でツルツル，テカテカとして，乾燥した皮膚症状すなわち乾皮症など起き得ない．

悲しいことに，50 歳を過ぎると皮脂分泌も減るだけでなく，表皮機能も低下して，化粧品研究者が天然保湿因子 natural moisturizing factor（NMF）と名付けた他の角層の保湿因子産生も減る．そして大気の乾燥する冬には，下半身の皮膚が乾燥し，老人性乾皮症でかゆみが起きやすくなる．糖尿病や腎障害で血液透析治療を受けているような人では，それがよりひどく起こり得ることは前に述べたとおりで，神様もわれわれ人間がせいぜい中年まで生きられれば良しと身体を設計されていたようである．あるいは，栄養をバランス良く摂り，紫外線を避ければ，精神的にはあまり良くはないが，皮膚にとっては深窓の令嬢と同様の美容効果を発揮し得る．

肉体的には健康ではあっても，われわれの皮膚は，季節や生活環境に影響を受けつつ変化し，角層の性状は変化している．入浴直後と 1 時間後では，皮膚の滑らかさも柔らかさも，大きく違うことは当然として，もしも，同一人物を夏と冬とでまったく同じ温度湿度の部屋に 30 分ほど，じっとしてもらい測定してみたらどうであろうか．前腕屈側の皮膚で調べてみると，夏に比べ冬には皮

膚のバリア機能が低下するだけでなく，皮膚表面の水分含有量も有意に低下しており，老若男女，それぞれで同じ傾向の変化を示す (p.108 図 5-11, p.109 図 5-12 参照)[29]．つまり，昔に比べ，暖房が行き届いた現在の住宅状況では，気温の低くなる秋から春までは，多くの人にとって，きれいな皮膚を保つためには乾燥に対しての保湿ケアこそが重要である，といえる事実である．

　前述のように母親の体内で，ずっと羊水に浮かんで暮らしてきた新生児は，出産とともに突然，乾燥した外気に触れるため，生後1〜2週は，羊水に曝されてきた角層が変化した鱗屑が，特に屈曲部の皮膚に付着し残り，新生児乾皮症が観察できる[34]．一方では，その体内で育ってきた母親のアンドロゲンの影響も残っているため，顔面や頭部には皮脂分泌があり，まれににきびすらも一時的に見られることがある．しかし生後1〜2ヵ月してその影響が消えると，7〜8割が冬に乾皮症を示す[45]．もちろん，湿度の高い夏には，発汗も多いため成人よりも柔らかい皮膚をしている．

　一方，老人では，角層剝離酵素の活性の低下により，表皮や角層のターンオーバーがゆっくりとなるため，皮膚表面からの古い角層の剝脱が遅れ，角層が厚くなる傾向にある．このような老化した角層では皮脂欠乏のほか，その臨床症状に比例して可溶性アミノ酸の低下やセラミドにも低下がある．そのため，一般的には外界からの物質透過へのバリア機能の発揮に関して問題がなくとも，乾燥した冬季の環境では，皮膚の表面が乾燥しても内部からの水分補給が不十分となりやすく，ザラザラ，カサカサとした乾皮症を呈してくる[24]．当然，そこで見られる皮膚のひび割れがかゆみを感じやすくする (p.112 図 5-14 参照)．

　いずれも，季節的に寒くなる前の時期から，それぞれの肌質に合った，あるいは塗り心地が良い保湿剤を毎晩きちんと，特に入浴後に下半身を中心に塗布することが大切である．それで良くならなければ，朝起きたときにも塗布をする．非常に有効な保湿剤の塗布を繰り返していると，次第にその効果は持続し始める[61]．それゆえ，非常に有効性の高い保湿剤で1日2回の塗布を1週間も続けると，それをやめても1週間近くは効果が続くため，われわれは角層療法 corneotherapy と名付けて報告した．

　特に，寒くて乾燥した冬，顔面の皮膚で有効性の高い保湿クリームを1日2回塗布してみると，角層水分含有量だけでなく，肉眼では気付かない皮膚炎 invisible dermatitis のために低下していたバリア機能までも回復してく

る[58,62]．つまり，日々のスキンケアの大切さと，たとえ1～2日，それをしなくとも，保湿効果の高い外用剤をそれまで毎日使っていれば，さほどの心配もないということでもある．

また，成人であれば，何日間か洗髪をしないでいるとフケ症は必発である．前述のように，頭部に生じるこの軽度の脂漏性皮膚炎による鱗屑（フケ）は病的角層の細かい塊である（p.23 図1-23 参照）．何よりも脂を好むカビである常在真菌のマラセチアが皮脂分泌の盛んな皮膚に繁殖し，その菌体成分が表皮細胞にも備わっている Toll 様受容体を刺激し，自然免疫反応を介して IL-1α, IL-6, IL-8, β-defensin 2 など炎症性サイトカインの分泌を促進して，皮膚炎を引き起こす[63]．

フケがひどければ，まずは毎日シャンプーを使って洗髪をする．それで抑えられなければ，さらにジンクピリチオンやケトコナゾールなど抗真菌薬を含んだフケ用シャンプーでの洗髪が必要である．あるいはステロイド外用剤ではなく，アトピー性皮膚炎に対する局所免疫抑制薬のような治療を受け，タクロリムスまたはピメクロリムスの有効性の報告もある．一方，万能薬と思われがちなステロイド外用剤は，前述のように皮膚の自然免疫による炎症を起こしやすくするので，一時的な炎症抑制にのみ使うべきであり，皮脂の多い頭や顔では治療薬としての常用は避けたほうが良い[38]．

なお，顔面で皮脂分泌の多い状態が続くと，白人のような色白の人では赤ら顔と呼ばれる額，頬，鼻，顎の発赤が目立ちやすくなる．それが長期に続き，赤ら顔の酒皶（しゅさ）となった場合は，医薬品による治療しかない．

実際に多くの健康な日本人の成人女性で調べてみると，若い女性では鼻の横から鼻唇溝，そして下顎にかけて，バリア機能の低下と皮膚の乾燥傾向が見つかり，さらに炎症皮膚のように角層細胞の大きさが小さい．そして，それらは年齢とともに改善してくる[64]．すなわち，炎症症状としては，肉眼的に見えないような軽い脂漏性皮膚炎が存在しているのである．一方，皮脂分泌の多い男性の場合には，若者から中年まで，頭のフケと同様に，実際に軽い赤みやわずかな鱗屑を見ることができる．

同様に，若者のアトピー性皮膚炎患者では病変がないように見える部位にも，皮疹消退部位にはアトピー性乾皮症が見られる[30]．この場合には，まずは有効性の高い保湿剤の外用で対処するが，反応しない場合は，中等度以下の強さのステロイド外用剤を入浴後に塗布し，改善が見られれば，その塗布回数を

隔日にするなどして減らしていき，タクロリムス外用剤の治療や有効な保湿剤へと置き換えていく．かつて小児期，思春期までアトピー性皮膚炎に悩まされた患者でも，そのあと長年，アトピー性皮膚炎の再燃のない場合には，角層の機能もまったく正常化しているといえる[65]．

3 さまざまな皮膚症状へのスキンケア

❶保湿に働くスキンケア

　スキンケアの基本は，乾燥して固くなり，ザラザラとして触れ，時にはポロポロと固まった鱗屑として落ちてきやすい角層上層に，水分を補給して，柔らかく滑らかな肌を保つことにある．

　歴史的には古代エジプトの女王クレオパトラの時代でも，化粧として経験的に皮膚に油類を塗ることが行われていた．確かに油脂を薄く塗っておけば，皮膚は内部からの水分蒸散も留められて次第に柔らかく滑らかに変わる．しかし，時間がかかることと，実質的な保湿をするためには，ベタベタと，かなり厚めに油類を塗ることが必要である．しかし，それは肌触りとしては良くない．

　同様に，皮膚科医も歴史的に皮膚病への軟膏療法を行ってきた．油脂は水の補給はしないが，皮膚の表面を閉塞し内部から蒸散で失われてくる水分を貯留するため，時間とともに角層の水分も増え，次第に皮膚を柔軟にする働き，すなわちエモリエント効果を発揮する．そのためには，相手が病人でもあり，日常行動に支障を来し得るなどという考慮なしに，たっぷりと軟膏を塗り，その上からガーゼなどで覆うことができた．

　これらは，最近，発展してきた保湿剤の基礎をなすものではあるが，油脂剤だけを日常使うには塗り心地が良くないし，それを基としてつくられた現在の保湿剤に比べれば，有効性も期待するほどのものではなかった（p.94 図 5-3 参照）．歴史的によく用いられたさまざまな油脂としては，植物性の油脂としてはオリーブ油やツバキ油，動物性のものでは羊の皮脂からとったラノリンや蜂の巣からとった蜜蝋，鉱物性油としては石油から精製されさまざまな成分を含む固形状のワセリン，液状のミネラルオイル（流動パラフィン）などがある．その効果発現，すなわち皮膚表面の水分含有量を増すためには，塗布後もある程度は時間を要する．ちょうど薄いポリエチレンの膜で皮膚を密封することと類似の効果であるが，それほどの完全な密封とは違い，軟膏塗布だけでは劇的な変化は起こしにくい．しかし脂質ということで，角層細胞間脂質との親和性は期

待できる．また，皮膚表面を覆うことでかゆみ閾値が上がり，感じにくくするため，かゆい乾皮症には感覚的に速やかな止痒作用を発揮する[48] (p.122 図 6-1 参照)．なお，止痒効果は密封性の軟膏には劣るが，普通の皮膚では，塗布後のベタつく感覚から，これらを基にしてつくられたクリームや乳液，さらに水分の多いローション，化粧水が好まれる．

　油と水とは混ざらない．しかし，これに界面活性剤（乳化剤）を混ぜることで，両者がミセルを形成し混り合うことから，その材料の開発と効果発現の研究が進んだが，1990年代には効果だけでなく，刺激性を大きく減らし安全性の面での研究も大きく発展してきた[66]．液剤は主体が水であるが，クリームでは油分の比率が多いと粘度のあるコールドクリーム，水分が多ければバニシングクリーム，さらに水分が多く液状になれば乳液が出来上がる．いずれにしても水を含むため，皮膚に塗ると瞬時にして水が角層に与えられ，皮膚表面を滑らかにするモイスチャライザー効果を発揮する．例えば40％グリセリン含有クリームでは，塗布後直ちに起きる水分補給で一時的上昇があるが，その水分が失われても保湿状態の上昇は3時間しても塗布後30分と変わりはない (p.93 図 5-2 参照)．そういう皮膚で，角層水負荷試験をしてみると，吸水性は大きくは変わらないが，水分保持能力の有意の上昇が観察される．環境からでも，水分を吸収保持する働きは優れている（図 6-2）．もちろん皮膚に塗っても軟膏のようなベタついた感じはなく，塗り心地良く，しかも簡単に洗い落とせる．

　そこで，このような保湿クリームを多くの化粧品会社の研究者たちの意見をもとに作製してもらい使用してみた．その結果，冬，寒い乾燥した外気の影響を受け，夏に比べてバリア機能は低下して経表皮水分喪失量が増加し，角層水分量は低下し，かつ角層細胞は未熟な状態で多く認められていた顔面では，1日2回の塗布を繰り返していくと，3週後，6週後ともに，角層の保湿もバリア機能も有意に改善し，角層細胞の成熟度も増してくることが観察できた[62]（図 6-3，図 6-4）．

　こうした化粧品技術者たちのたゆまぬ努力の賜物として，乳化技術にも大きな進歩があり，今日ではさまざまな有効性の高い，かつ刺激性の少ない優れたスキンケア製品をもたらしたことは前述のとおりである．水相（W）に脂相（O）とで，水が油分を取り囲むバニシングクリームタイプのO/W，逆に油分が水を取り囲むコールドクリームタイプのW/Oとがあり，それに適する材料を探し出し，さらに工夫が加わってできるだけ刺激性，つまり，透過性が良い

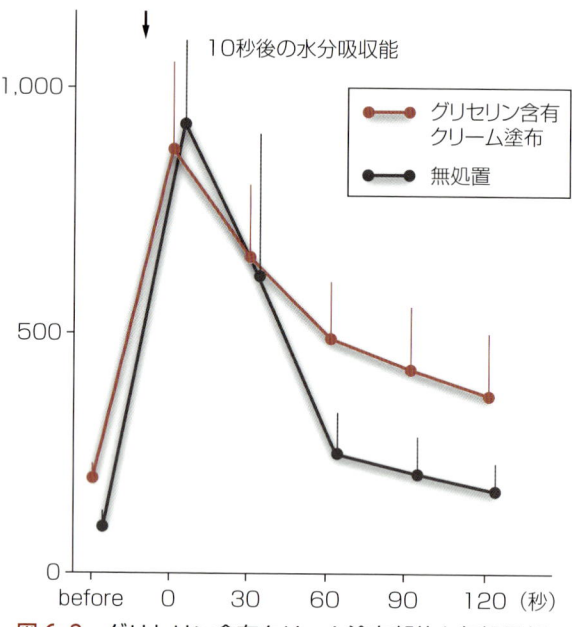

図6-2 グリセリン含有クリーム塗布部位と無処置部での角層水分負荷試験の比較

クリーム塗布部位では水分吸収能は変化しないが，無処置部位に比べ有意に水分を保持する．
(Tagami H : Impedance measurement for evaluation of the hydration state of the skin surface. In : Leveque J-L. Cutaneous Investigation in Health and Disease. Marcel Dekker, pp.79-111, 1989)

ための生きた皮膚組織破壊による刺激性皮膚炎を起こさないものが求められ，それに応える技術が各企業の研究者たちにより，それぞれ独自の発展を遂げてきた．

さらには，こうした製剤に有効性のある保湿成分を加えることで，一層の効果が期待できる．これまで最もよく知られた一般的なものとしては，生体角層中の保湿成分として存在する天然保湿因子（NMF）の低分子構成成分であるアミノ酸や尿素，乳酸塩がある．

その中で尿素は，高濃度の製剤にして角質溶解剤として，密封した状態で数日間も塗布すると，爪のような硬い角層タンパクさえ柔らかく溶解させる働きがあり，塗布後，ポリエチレンのラップで密封すれば，厚くなった踵の角層や，

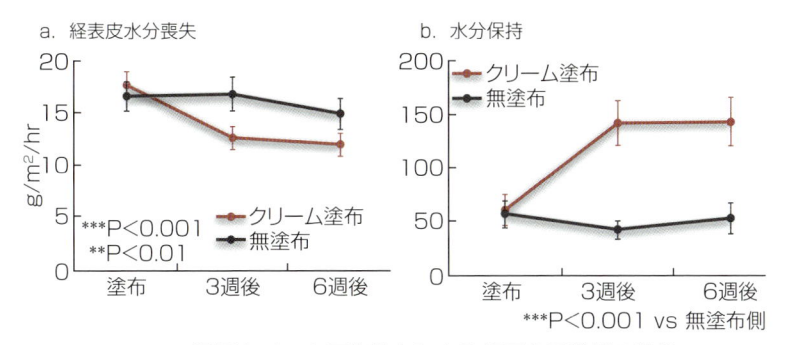

図6-3 保湿クリーム反復塗布による顔面角層機能の改善

化粧品会社作製の保湿クリームを1日2回,冬に頬に塗布していくと,低下したバリア機能が3週後,6週後では改善して,その経表皮水分喪失は無処置部位に比べ有意に低下する.

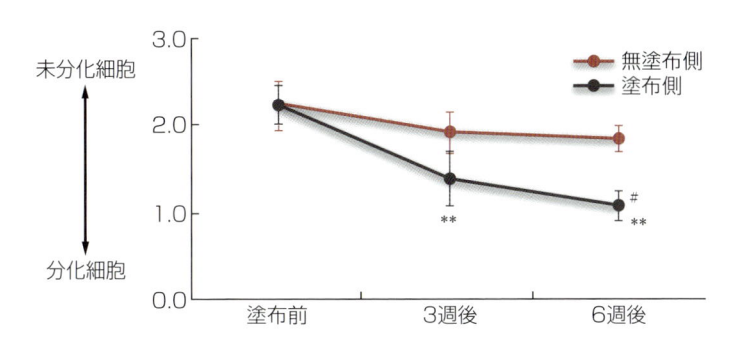

**p<0.01 vs 無塗布側
#p<0.05 vs 開始時 Wilcoxon test

図6-4 角層細胞の成熟度

化粧品会社作製の保湿クリームを1日2回,冬に頬に塗布していくと,無処置部位に未分化な角層細胞が減りだし,分化した細胞が有意に増え,6週後でもそれが続く.

(Kikuchi K, et al : Dermatology, 207 : 269-275, 2003)

単純塗布でも,毛羽立った皮膚を滑らかにする目的にも使われる.ただし,われわれが医師として角層剥離作用を目的に使用する病院自家製の処方用クリームや製薬会社製の尿素クリームに比べ,常に工夫に工夫を重ねてきた基剤と尿素を配合した化粧品会社の尿素クリームは,主剤の尿素の濃度は同じでも,本来の角質溶解作用は同じ効力を発揮するだけでなく,その保湿能力に関しては

第6章　スキンケアの実際

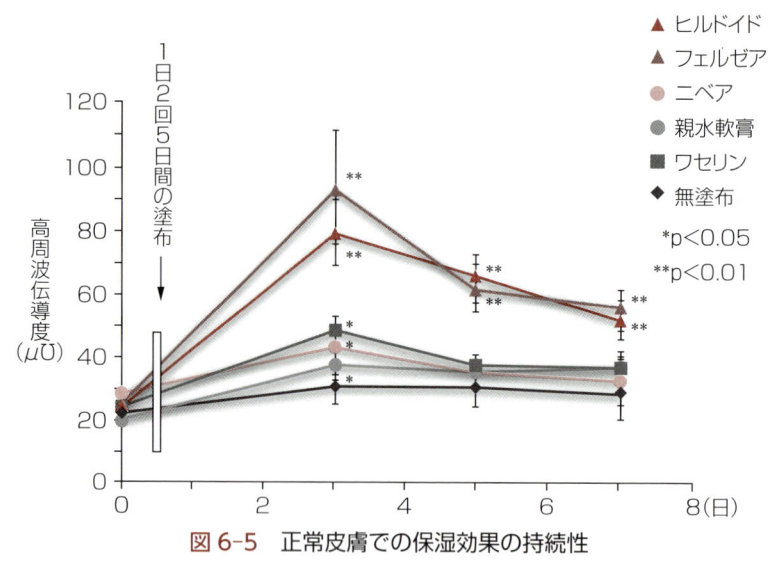

図6-5　正常皮膚での保湿効果の持続性

5日間外用剤を1日2回塗布した後，3日，5日，7日後にそれぞれ高周波伝導度を測定したところ，ヒルドイド（処方保湿剤）とフェルゼア（市販尿素クリーム）では7日後でも有意の上昇が観察された．

雲泥に高い（p.94 図5-3 参照）．また，化粧品会社製のものでは，1日2回塗布を5日後に中止してから，さらに1週間経っても顔面皮膚の保湿性に有意な上昇が見られたが，医師が処方するワセリンや親水軟膏すなわちバニシングクリームでは，せいぜい塗布中止後3日後までの有意な上昇であった[61]（図6-5）．

　クリームの油分を多くし，そこに水が混ざったような状態，つまり油中水型（W/O型）のクリームであるコールドクリームは，やや油っぽく密封性は高い．一方，水が主体で油脂を混ぜたような水中油型（O/W型）のバニシングクリームはサラッとしているが，油分が少ない分，密封によるエモリエント効果は弱く，現在ではさまざまな保湿成分を加え，有効性の高い製品もつくられている．乳化技術の発達を駆使し，水を多くして油分が懸濁した液状とした乳液や，さらに保湿成分や美白成分などを含む美容液もある．これらは皮膚に塗ってみると，一層延びは良い．もちろん，化粧水はその塗布も簡単，効果はすぐ現れるということで，日常，最も使いやすいスキンケア製品となっている．

　前述のように寒くて乾燥した冬の空気に曝された顔面の皮膚は，夏の状態に比べ，角層バリア機能も保湿機能も低下し，軽い炎症皮膚の状態を呈している．

そこに数週間もの間，毎日２回有効性の高い保湿クリームを塗布していくと，低下したバリア機能も保湿機能も上昇し，さらには角層細胞が軽度の炎症性変化として未成熟な角化外膜をしていたものも，成熟度を回復することも認めることができ，スキンケアの有効性を確かめられる[62)](p.133 図6-3, 図6-4 参照).

　また，グリコール酸などのα-ヒドロキシ酸α-hydroxyl acid（AHA）と同様[67)]，その角質溶解作用から化学的な角質剥離剤として用いられる成分は，カサカサと乾燥しやすい表層の角層を剥離して，保湿性を増し，滑らかにすることを目的としたケミカルピールにも用いられる．

　一方，生体内結合組織で，線維状のものから可溶性にしたコラーゲンのような生体の結合組織成分も，保湿クリームとして利用されている．同様に，その乾燥重量の何千倍もの水を結びつける性質があり，結合組織の基質の主体をなすムコ多糖類のヒアルロン酸は，有効性の高い保湿剤として，著しい角層水分含有上昇作用を発揮する．さらに，皮膚科治療薬の分野では，元来は瘢痕やケロイドへの外用剤として開発され，高い保湿性を示すムコ多糖類のヘパリン類似物質を加えた処方薬のヒルドイド®のような外用剤は，現在では主に乾皮症の治療に頻用されている[68, 69, 70)]．

　現在，基礎化粧品やスキンケア製品には，液剤やクリームや乳液などの基剤の構成には前述のようにさまざまな工夫がなされ，角層内で水分との結合を助けるさまざまな保湿成分がいろいろな割合で加えられ，保湿性を良くすることで，皮膚の外観，健康さを示す働きを持つ．なお，それらは角層バリア機能からいうと分子量500ダルトン（Da）以上の大きさのものでは角層を透過して，表皮や真皮の細胞の影響を与え得る可能性はあっても，それが十分な濃度を達するほどではない限りは，いかに角層に良い状態をつくるかということが，その結果として有効性も発揮されているものと考えられる．なお宣伝では魅力的に皮膚に効くといわれていても，正常皮膚が対象である限りは，薬剤のような生体組織への効果ではなく，有効性発揮の対象は「角層組織成分が主体」と理解すべきであろう．

　最近では，基剤の保湿能力を十分発揮できるものが，さまざまな化粧品会社で製造販売されており，それらが，どれだけ皮膚から吸収され作用を発揮し得るかは別として，使用者に夢を与え，かつ皮膚組織に傷害を起こさないさまざまな動物，植物やハーブ，鉱物，あるいは栄養素も加えられて発売されている．例えば，漢方薬の甘草の主成分であるグリチルリチンは，保湿性が見つかった

ため，その抗炎症作用と相まって外用剤にも用いられている．このように，いろいろな動植鉱物由来のものや，角層構成成分の類似体，経口摂取するような栄養剤も，安全性確認の後に保湿剤として用いられており，今後も基剤のクリーム，ゲルやローションとの配合から新しい保湿剤が製造されていくことが期待される．

20年以上も前，この分野での化粧品研究の発展の過程を示すものとして，われわれ皮膚科医が治療に使ってきた外用剤の親水軟膏，ワセリンと処方用の2種類の尿素クリームを，化粧品会社の尿素クリームとともに比較してみたことがある．結果的には，塗布以前の皮膚面に比べ，塗布後2時間で化粧品会社製のものが非常に高い保湿性を示した（p.94 図5-3参照）．無処置部位や，処方用尿素クリームに比べ，ワセリンはある程度は高い保湿性を示しているが，同じ濃度の化粧品会社製の尿素クリームの保湿性は抜きん出ており，改めて化粧品研究者たちの熱意と研究レベルの高さを感じさせられた[68]．

❷ケミカルピーリング

顔面の目立つ毛穴に貯留しやすい角層を剥離して除去する効果から欧米ではレチノイン酸が痤瘡（にきび）の治療薬として1970年代に医療の場に登場し，抗菌薬とともに用いられてきた．他のレチノイド（ビタミンA酸誘導体）と同様，皮膚への塗布は角層の剥離を促進するため，ピーリングと同様に内部の湿った角層を露出し，皮表水分含有量の上昇は望めるが，その分，肌の弱い人ではバリア機能がやや低下するため刺激性皮膚炎も起こし得る[71]．

一方，種々の高分子ポリマーや，果物に含まれる乳酸，グリコール酸，ピルビン酸などのα-ヒドロキシ酸（AHA）は角層上層の古い部分を剥離して下部の湿った角層を露出させるという機序に基づく保湿効果，すなわちケミカルピーリングを目的として用いられている[72]．同様に，β-ヒドロキシ酸であるサリチル酸にも同じような効果が認められている[73]．いずれも，ある日数の間隔を置きながら始めれば刺激は少ない．今後もまた，同様の機序の製品が登場する可能性がある．

❸光老化の治療

地上に達する太陽光は，波長の短いものから紫外線，可視光線，赤外線があるが，皮膚へ影響を残し得るものは波長が短い紫外線である．実際に地上に届くものは波長300 nm以上のもので，日焼けを起こすものはB波（UV-B：300〜320 nm）と，それより長い波長で紫色の可視光線までの長波長であるA波（UV-

スキンケアの実際

A：320～400 nm）がある．UV-Bは表皮まで透過するだけであるが，われわれが夏に経験する，皮膚が数時間で赤くなり数日で消える急性炎症反応の日焼けと，その後に続く褐色の色素沈着（sun tan）を生じる．一方，UV-Aは真皮深くまで到達し，色素沈着を起こす．もし年余にわたり長期間太陽光に当たっていると，真皮に日光性弾力線維症を起こし，色黒の深いしわを残すようになる．

　顔面の毛孔は他の部位のものより皮脂分泌が多く，それが剥離した角層成分とともに塊をつくり，毛穴を拡大した形で貯留して，医学的に面皰と呼ばれる変化を形成し，時に皮膚内に破裂すれば膿疱性痤瘡となる．私が留学中の40数年前，クリーグマン先生は角層の剥離と除去効果に基づいた初期の面皰や，痤瘡（にきび）の治療薬としてレチノイン酸（ビタミンA酸）の外用剤使用を試みておられた．さらには，この顔面皮

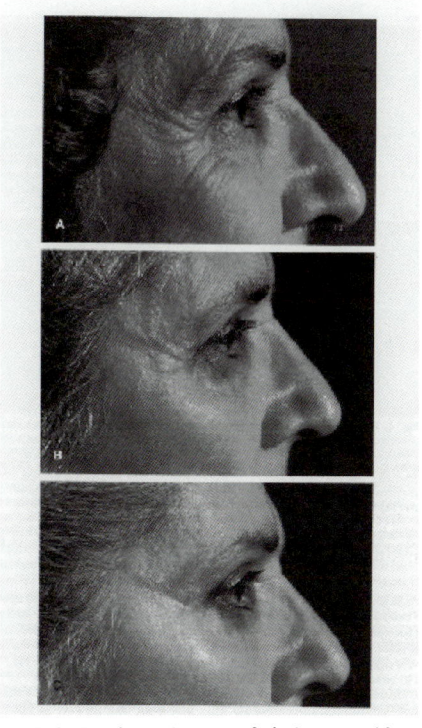

図 6-6　トレチノイン含有クリーム塗布後の皮膚変化
0.05％トレチノイン（ビタミンA酸）含有クリーム塗布開始後，3ヵ月と6ヵ月後に観察された顔面皮膚の光老化の改善状態．

膚の治療により表皮ケラチノサイト（角化細胞 keratinocyte）のヒアルロン酸産生が刺激され，結果的に角層の水分含有量が上昇し，膨潤により小じわも目立たなくなるということに気付かれた（図 6-6）．すなわち，東洋人や黒人に比べ，彫りが深く，早期からしわが目立ち始める中年の白人たちでは，にきびが良くなるだけでなく，しわを目立たなくすることに着目し，レチノイン酸の外用が光老化の治療になり得ると報告したことから，皮膚科学分野で，これまでにない大きなセンセーションを巻き起した[71]．一方，クリーグマン夫人はヘアレスマウスを用いた動物実験で，新しく産生されたコラーゲンが日光性弾力線維症の上を覆うために，しわが消えて滑らかな皮膚がつくり出されることを確

かめている[74].

　これらの研究により，大昔から人は年を取り顔にしわができると思ってきた事が，実際には長い間，太陽に当たって生活してきたために真皮に日光性弾力線維症が生じて起きたものであると分かった．そして，レチノイン酸外用塗布をすることで新たにコラーゲン線維を真皮上層に産生させて修復するという，思いもかけないことが起き得ることも証明されたのである．皮膚の老化を外用剤のスキンケアにより修復できることは，信じられない発見であったため，このことが新たなスキンケアの発展にも拍車をかけた．

　残念ながら，日本ではこのレチノイン酸外用剤の使用は許可されていない．それは，動物での皮膚実験で奇形の発症が起きた事による．しかし，ヒトは実験に使われるマウスのような小動物と違い，皮膚に塗布しても実験動物の皮膚から吸収されるような量での吸収は不可能であり，せいぜい，その部位の皮膚に影響が現れる程度でしかない．影響とは皮膚の表皮細胞に作用し，角層の剥離を促す一方，表皮を厚くして，その剥け替わるターンオーバー速度を早める事と，真皮の線維芽細胞を刺激し，新たなコラーゲン線維の産生を促進する効果である[71,73].

　しかし，cosmeceutical として有効性があることが見つけられたビタミンA（レチノール）の外用は，レチノイン酸のような強い刺激性もなく，過去の日光照射による光老化に対しても有効である[75]．レチノールは皮膚に吸収されてからレチノイン酸に酸化される前段階物質のビタミンAアルコールで，外用剤としての使用が古くから許可されており，安定性を与える基剤の工夫さえあれば，同様の光老化への効果が期待できる．また，同様にレチノールが酸化されてできるレチナール[76]のようなレチノール・アルデヒドなどの誘導体の外用も，直接レチノイン酸を塗布することと比較しては作用が弱いため，レチノイド皮膚炎と呼ばれる刺激性皮膚炎も起こしにくい．

　なお，レチノイン酸，レチナール，レチノールともに光により分解されやすく，安定した状態を保つことが難しいため，自家製で用いる場合，頻回な作製が必要である．もちろん皮膚に塗布する時間も暗い環境というので，夜の就寝前が求められる．

❹肌の質感と保湿剤の連続塗布の効果

　これまで，繰り返し述べてきたように，皮膚の表面を覆う角層は 20 μm 弱の極めて薄いバリア膜ではありながら，その外界に露出している上半分の水分含

有量は少ない．そのため乾燥した環境では，保湿能力の低下した人の角層は，ある厚さまで水分を失いカサカサと触れるようになる．特に，皮膚炎患者の皮膚では健常人に比べ，風呂に入った後の湯上がり効果もすぐになくなってしまう．しかし，健常人でもそのまま外気に曝しておくと，この効果はせいぜい20〜30分も持てば良いくらいである．もし，そのような潤った皮膚にすぐ保湿剤を塗布すれば，この効果はある高いレベルで保たれることになる．つまり，肌の質感を保たせるには，保湿能力が十分であることが求められる．

　一般には製薬会社の外用剤は，ステロイド剤，抗菌薬，鎮痛薬，止痒薬，抗ヒスタミン薬などの薬剤の効果に重点が置かれているため，従来からの軟膏やクリーム基剤を中心に製造している．一方，基剤自体の保湿効果，すなわちスキンケア効果を大きくし，かつ長く持続すべく，製剤に心を配り製品製造を行っている化粧品会社の基礎化粧品と比べれば，前述のように，どうしても塗り心地にしても保湿効果にしても劣ってしまうことは仕方ない．

　保湿剤はその含有している水分が，塗布後，その部位が直ちにスベスベと滑らかになるように，角層に水分を補給をし，その含有水分量を上昇させる．その後は保湿剤の有効成分の効果と環境の湿度とのバランスにより，その効果が数時間以上にわたり保持されるべく働く．有効性の低いものでは効果も塗布の日だけであるが，有効性の高いものでは，より長時間の効果が続き，継続して塗布することで効果はますます高まり得る．実際，この点が正常の皮膚への化粧品やスキンケア製品の製造会社で仕事する研究者たちの腕の見せ所である．日々，次々と保湿効果の高い物質が見つけ出されており，さらに，それをどのように配合して，皮膚に安全かつ有効性の高い製剤をつくるかに努力が注がれている．

　外用剤の保湿効果の測定には，一般には四肢，あるいは背中で同じような性状を示す皮膚部位数ヵ所を用いて，ワセリンあるいは親水軟膏を対照として比べつつ，無処置部位との比較を塗布直後から30分ごとに2時間程度行う．実際は，それ以上数時間測定を行ってみても大きな変化は現れない（p.93 図5-2 参照）．有効性の高い保湿クリームを塗ると，有効性の程度に従い，皮膚は何時間でも高い角層水分含有量を保つ（p.94 図5-3 参照）．

　これまで一般には保湿剤の効果も石鹸で洗い落とせば消えてしまうものと理解されてきた．しかし，思いがけない事に，皮膚に毎日連続して1日2回，5日間を塗布し続けてから中止してみると，有効なものではその保湿効果に比例

して，その後，1週間以上も高い角層水分含有量が維持され得ることが観察できる（p.134 図 6-5 参照）．

これをクリーグマン先生に話したところ，強い興味を持たれ，角層療法 corneotherapy という医学的な名称を提案されたので，それを論文のタイトルに利用したことは前述のとおりである[61]．

このように，皮膚の表面に塗るだけの保湿剤でも皮表の角層だけに影響するのではなく，日々，繰り返し塗布していれば，良い状態の角層をつくりだし，その下の生きた表皮にも当然，良い影響を与え続け得るということに気付き，この保湿剤の連続塗布については，日本の代表的化粧品会社の研究者たちと何度も検討を重ねた．そして最も有効であろうと彼らの意見が一致したスキンケアクリームを作製してもらい，アトピー性乾皮症を対象にして，日々の外用を行ってみた．その結果，寒くて乾燥した冬季には，健常人の皮膚でも生じ得る乾燥とバリア機能の低下を改善させる働きをし，背景に弱い炎症症状を持つアトピー性乾皮症でも同様の効果を発揮した[58]．ただし，湿度の高い夏には保湿効果は証明されても，バリア機能がさらに増すということはなかった．その効果は健常人の皮膚に比べれば，患者皮膚の角層のターンオーバー時間の速さを反映して，非常に有効な保湿剤でも3日程度と短いため，例えば塗布間隔を隔日程度にして塗布している限りは，持続効果が期待できる．特に，湿気の高い夏季には数日置きの塗布でも効果は十分期待できよう．

❺ スキンケア外用剤の保湿効果測定の実際

外用剤の有効性を調べる場合，部位により，皮膚の性状が大きく異なるので，比較するためには似たような部位を選ぶ必要がある．前章でも述べたように，柔らかい関節の屈側部位を避け，同じような皮膚性状の広がった部位を数ヵ所を選ぶ．1辺4cmの正方形であれば，実際に数ヵ所かを選べるのは背部の左右の中央，腹部の左右の中央，左右臀部の中央，上腕や前腕の左右屈側の中央，大腿伸側中央，下腿屈側中央部などであり，大人では3ヵ所以上，左右で6ヵ所は測定部位として使用できる．もちろん，躯幹なら躯幹，四肢なら四肢での数ヵ所の間で比較はすべきであり，皮膚の性状の違う，異なる部位にわたっての比較は避けるべきである．

あらかじめ，そこでの左右差，上下差が大きくないことを確かめ，4cm四方の皮野をマジックインキで描き，20μLの外用剤を全体平均になるように塗布する．そして1ヵ所は無処置の対象部位とする．塗布前と直後，その後30分置

きに 2 時間ほど，塗布部内の 5 ヵ所で測定していくと，安定した値が続き，あとは数時間後でも変化が見られない．その後は，必要日数を選び各時点での測定を繰り返す．

　有効性の高い外用剤を，1 日 2 回，5 日間の塗布を行って，測定を始め，何日程度効果が続くかを測定してみると，この方法ではワセリンや親水軟膏（70%水分含有クリーム）を健常人に塗布した場合でも 3 日間はその有効性を証明できる．それに比べて，極めて有効性の高い成分を含む保湿クリームでは，上述のように連続塗布を中止した後 1 週間しても，まだ有意に高い水分含有量が認められる（p.134 図 6-5 参照）．

　つまり，外用剤を塗布し，数時間後までに角層水分含有量を増加させる効果が高いものは，1 日に 2 回の塗布を数日間続ければ，正常の皮膚の場合，後は隔日あるいは数日置きなど間隔を置いての塗布でも保湿効果が期待できる．念のため，背景に軽い目に見えない皮膚炎があり角層ターンオーバー時間 7 日間と短縮しているアトピー性乾皮症の皮膚で（正常皮膚は 14 日間），同じ 5 日間 1 日 2 回の塗布を続けると，有効性の高い保湿外用剤であれば，3 日間は塗布しなくともその効果は持続して見られた．まさにクリーグマン先生が提唱されたように，十分な保湿効果を上げることは，単に角層表面への影響だけでなく，薬剤と同様に角層の深部にまで影響し得るので，有効性の高い保湿外用剤による皮膚の治療を角層療法 corneotherapy と提唱することも決して言い過ぎではない[61]．

　現実には，数々の研究成果に基づいてつくり上げられた高価な化粧品を病的皮膚に塗布することまではしていないが，実際にどの程度の効果が期待できるかを，前述のようにわれわれは日本香粧品科学会（現・日本香粧品学会）に所属する代表的な化粧品会社の研究者たちに集まってもらい議論をして作製を依頼し，彼らがもっとも有効であるということで異議のない保湿クリームを，東北大学皮膚科を受診しているアトピー性乾皮症患者に 2 週間のあいだ使用してもらい，種々の機器計測を駆使して調べてみた．

　その結果は，低下した角層水分含有量は，季節に関係なく有意に上昇した．一方，乾燥した冬には有意に上昇する経表皮水分喪失量はスキンケアにより低下し，角層バリア機能への有効性を示したが，湿度の高い夏には有意の変化は見られなかった．つまり，湿った夏では環境の湿度だけでもアトピー性乾皮症に改善効果を示しているのである[58]．

❻乾皮症のかゆみへの効果

　カサカサと乾燥し，表面に細かいひび割れのある状態の乾皮症の皮膚に電気刺激を使い調べてみると，かゆみ刺激への閾値は低下している[48]．つまりかゆみ刺激を感じやすい（p.112 図 5-14 参照）．

　環境のタンパク抗原に反応して慢性皮膚炎が持続するアトピー性皮膚炎の実験マウス Nc/Nga では，知覚神経が伸びて表皮内にまで密に認められるようになる[77]．実際，アトピー性皮膚炎患者では，ちょっとした弱い刺激でもかゆみを感じやすい．そういう皮膚にエモリエントあるいは保湿剤を塗ってみると，直ちに，このかゆみ閾値は上昇し感じにくくなる．一般に市販されている，かゆみ止めの塗り薬でも，ワセリンのような密封性の油脂を塗ると，短時間でかゆみは和らぐ（p.122 図 6-1 参照）．もちろん，毛穴などからは薬の成分が比較的速やかに吸収されるにしても，その効果を十分発揮するほどの量が短時間で吸収されることは考えにくく，基剤自体による密封性のスキンケア効果を見ているといってよい[48]．つまり，昔からの軟膏療法は，ひび割れを覆い，かゆみ刺激を受けにくくする効果に関しては確かにクリームよりも優れており，医学的な治療面では価値があることを証明できる．

　なお，かつて健康法として推奨された冬の乾布摩擦は，乾燥した皮膚を掻くことと同じように角層を擦るため，入浴や夏に汗で湿った表面の角層が柔らかくなり垢を擦り落とせるのと違い，角層の表層部分を傷つけやすく，むしろ皮膚を敏感にする．そのため，例えば背景に環境タンパクへのアレルギーのある人では，即時型の接触蕁麻疹やアトピー性皮膚炎を起こし得るため，兎にも角にも皮膚に問題がある人はやめておくべきである．

❼角質溶解剤の効果

　足底や足指の背側にできる鶏眼（うおの目）は角層が部分的に厚く，乾燥して硬くなり，靴を履いたり歩いたりすることで，内部の皮膚組織を圧迫し痛みを起こす．これには，尿素やサリチル酸ワセリンのような角層を溶解しやすい製剤を 30％以上含む外用剤を塗り，2～3 日ポリエチレンのラップで覆い密封する．厚い角層も浸軟して白く，もろくなり，軽石などで掻き落とすことを何回か繰り返すと取り去ることができる．

　角層の厚い足底や縁，特に踵の縁の部分では，角層が厚く硬いため，深いひび割れ，いわゆるあかぎれをつくりやすい．この場合，油脂のワセリンや，時には 10～20％の尿素製剤などの保湿剤を塗り，ポリエチレンの膜で数時間，閉

鎖密封すると，ひび割れも治まる．これは，爪のような硬い角質であっても有効であり，特に高齢者で，爪白癬に侵され，厚い濁った爪となった場合で抗白癬内服治療ができなければ，20％尿素クリームと外用白癬治療薬を混ぜたものを塗布し，ポリエチレン膜で密封することを数日間続けると，厚くなった病爪は軟化して，容易にハサミで切り除くことができるようになる．そしてその後，有効性の高い抗白癬菌薬の外用に切り換える．

　他の部位の皮膚でも，その角層が厚くなった場合には，単なる保湿剤の塗布だけではなく，サリチル酸含有製剤や尿素製剤の塗布を繰り返すことで，その除去には威力を発揮する．

　一方，鱗屑のある皮膚炎と違い，新鮮な瘢痕やケロイドのような真皮の炎症では表皮のターンオーバーは亢進し，バリア機能は低下しても，角層は水分含有量が増加しているため表面は滑らかであり，そこに保湿クリームを塗布する必要はない[78,79]．これには，外部からの刺激を少なくするべく皮膚の保護剤（バリアクリーム），すなわちシリコンゲルやシリコンオイル入りのクリームなどを塗布して覆うと有効である．

❽ピーリング

　前述のようにVan Scottら[67]は，角層の表層をグリコール酸のようなα-ヒドロキシ酸の塗布で，化学的に角質溶解・剥離させることで，光老化によるしわを改善させることを見いだし，ケミカルピーリング chemical peeling（化学的角層剥離）と名付けた．実際，それまで歴史的にも皮膚科医が用いてきたサリチル酸のようなβ-ヒドロキシ酸により角層の表層を化学的に角質溶解しても，下の表皮，さらには真皮上層にも影響して，肌の状態を改善できる[73]．ただし，角層の薄い顔では，人により刺激が強すぎることもあり，塗布時間を短縮することが必要である．もちろん，前述のレチノールやレチノイン酸の塗布でも同様の効果を期待できる[71,75]．

　なお，皮膚の傷痕，つまり瘢痕の部位は他の炎症性皮膚に比べ，スベスベとし，ツルツルとしているが，これは水に親和性の高い未熟な角層細胞が覆っているために保湿性は高いが，角層のバリア機能は良くない．経皮水分蒸散量は多くて，一種のユニークな皮膚といえる[78,79]．例えば，脱毛部の頭皮やレチノイン酸外用やレチノイド内服で，皮膚が柔らかくスベスベとしてくる状態に近い角層の変化ともいえる[80]．

❾頭髪再生へのスキンケア

　思春期ともなると男性ホルモン（アンドロゲン）のテストステロンが男性の睾丸，女性でも卵巣から産生され，その影響を受けて，うぶ毛の毛根の毛乳頭細胞は毛母細胞を刺激するサイトカインであるインスリン様成長因子 insulin-like growth factor-1（IGF-1）を出して，顔面のひげや腋窩や陰部の発毛に加えて，全身的にもうぶ毛を濃くする．この発毛はアンドロゲンのレベルだけでなく，毛根細胞の反応性にもよる．そのため，人種的には白人や黒人に比べ，東洋人の反応性は低いため，毛深くはなりにくく，ひげも濃くない．

　一方，思春期から高いレベルのアンドロゲンの影響を受け続ける成人男性では，前頭部や頭頂部の壮年性脱毛を生じてくる．このような部位の毛乳頭細胞はアンドロゲン受容体を持っており，毛根でトランスフォーミング成長因子 transforming growth factor-β（TGF-β）が分泌されて毛根のケラチノサイトは増殖を止める．これもまたアンドロゲンの分泌量が多いわけではなく，毛根の組織の男性ホルモンへの反応性が良い状態にあるためである．それは前立腺のアンドロゲンへの反応性と似ており，欧米では前立腺肥大症の薬剤で男性機能への副作用が少ない抗アンドロゲン薬であるフィナステライドの内服が，壮年性脱毛の治療薬としても用いられている[81]．

　さらに，1980年代にアメリカで高血圧の薬であるミノキシジルを飲んでいる人たちで身体全体が毛深くなるという観察に基づき，ミノキシジルの塗り薬が開発され，日本でも市販されている[82]．実際，5人に1人ぐらいに有意の発毛が期待できる．

❿皮脂分泌へのスキンケア

　母体内で母親のアンドロゲン（男性ホルモン）の影響を受け皮脂分泌のあった新生児でも，生後1～2ヵ月まででその影響も消え，思春期までは皮脂分泌もほとんどない．思春期からは，自身が分泌するアンドロゲンの刺激で皮脂の分泌が始まり，それが皮表の角層を覆うため頭部や顔面が脂ぎってくる．甘い食べ物やミルクは，毛嚢組織の5α-リダクターゼを刺激し，テストステロンを活性の高いジヒドロテストステロンへと変化させ，男性ホルモン受容体を刺激し皮脂分泌を増す．

　毛嚢内では皮脂を好む寄生細菌，P. acnes（アクネ菌）が繁殖し，自然免疫を介して毛嚢上皮細胞，皮脂腺上皮，表皮ケラチノサイトのTLR-2に働きIL-8やIL-6のような炎症性サイトカインの分泌を促す一方，真皮マクロファージか

らの IL-8, IL-12 の分泌も促して炎症を引き起こす.そのため,毛穴のサイズが大きい顔面皮膚では,皮脂と角層細胞との塊,すなわち角栓が毛穴に貯留しやすくなり面皰(めんぽう)ができる.もし面皰が排出されずに貯留して,毛囊壁を破り真皮に破裂すると,激しい炎症反応すなわち痤瘡(にきび)となり,後には瘢痕(あばた)を残す.しかし,にきびの発症機序は,これまでの数多くの研究成果にもかかわらず,まだ完全に解明されたとは言いがたい[83].

なお,角層は皮膚の外側に造られるバリア膜であるため,生体にとって異物といってもよく,角化外膜は抗体などがなくとも,異物として血液や組織液中の補体の傍系路を活性化し炎症を起こす.すなわち,毛髪やひげが皮膚に刺さると異物による激しい炎症反応を起こし,痤瘡や,角層が袋状の貯留した表皮囊腫(アテローム)が破裂し,面皰や貯留した角層が組織液に直接触れると激しい炎症を引き起こす[84].

その発症を防ぐべく,医学的にはレチノイン酸,レチノール,あるいは内服レチノイドで角層の剝離と毛囊内の貯留角層排出を図るが,いずれの製剤も角層バリア機能を低下させる一方,上述のように皮膚表面の保湿性も高めるため皮膚を滑らかにする[80].ただし,日本人では欧米で処方されているレチノイン酸製剤の外用では,1/3 は刺激性皮膚炎を起こし脱落し得るし[85],動物実験での催奇形性の面から,使用許可の下りないわが国では,レチノール製剤,1〜5%サリチル酸エタノールや 3〜10%に硫黄を含む外用剤に頼っていくほかはない.

成人,特に中年になり目立ち出す両頬,鼻背,鼻翼を中心にした赤みは,さらによく見ると細い血管拡張が肉眼でも観察できる軽い酒皶(しゅさ)である.これは,脂を好むアクネ桿菌による自然免疫の刺激を介した炎症反応によるもので,医療面では痤瘡と同様に殺菌剤,抗菌薬を好発部位に毎日塗布する治療を行うが難治である.

また,ステロイド外用剤の顔面への塗布は,成人では注意が必要である.むしろ短期間の使用以外は控えるべきである.なぜなら,皮脂腺に繁殖する好脂性のアクネ菌に反応する表皮細胞の TLR-2 を増加させ,それを介する自然免疫反応,すなわち皮膚炎を起こしやすくし,塗布部では塗布を中止すると激しい皮膚炎を起こすため続けざるを得なくなり,その結果ステロイド酒皶を起こす[86].そのため,健常人はもちろん,痤瘡や赤ら顔の酒皶にも長期の使用をしてはならない.ステロイド酒皶を起こした場合,その外用からの離脱には数ヵ

月を要することは珍しくない．

現在，アトピー性皮膚炎でも顔面では免疫抑制薬のピメクロリムスクリームが用いられる．この連続使用では，酒皶様皮膚炎を起こさないだけでなく，角層のバリアや保湿機能への影響も少ない[87]．これは，アトピー性皮膚炎で顔面皮疹の治療にわが国で用いられるタクロリムス軟膏でも同様である[88]．

⓫フケと脂漏性皮膚炎

第1章でも述べたように，健康な皮膚の表面にも常在微生物がいて，病原菌の付着や増殖を抑えている．新生児や思春期以降の皮脂産生の盛んな頭や顔面には，洗髪や洗顔をあまりしていないと，脂を好む細菌のアクネ菌や真菌のマラセチア（*Malassezia*）が増える（p.22 図1-22参照）．特にマラセチアに刺激されて，額，頬，鼻唇溝など脂漏部位の皮膚には脂漏性皮膚炎が起きてくることは前述のとおりで，最もありふれた症状は頭のフケである（p.23 図1-23参照）．ただし，顔面の皮膚と比べれば，頭皮のバリア機能は四肢や軀幹のものに近く，それだけ，刺激は受けにくいと言える[89]．

時には，皮脂の出やすい胸や背中の中央部，脇の下，股にも炎症性変化は起き得る．

これらの部位は角層のバリア機能が他の部位に劣るだけでなく，大きな毛囊を有するため，死菌の菌体成分の一部が皮膚に透過していくだけで組織液中の補体タンパクと反応し，そこに炎症を起こす．また，崩壊した死菌の菌体は表皮細胞を刺激し，IL-6，IL-8，IL-1α，TNF-αなどの炎症を引き起こすサイトカイン，いわゆる炎症性サイトカインを放出させる．当然，皮膚炎への対応ということでステロイド外用剤も使われるが，石けんやシャンプーで皮膚をきれいに洗い，常在微生物も洗い落とすことが重要である．

皮膚炎と脱毛との関連は明確ではないが，清潔，炎症予防という意味では，毎日のシャンプー洗髪が勧められる．一方，皮脂分泌の少ない女性の場合には，一般に子どもと同様で，男性ほどに頻繁に洗髪する必要はない．

石けんやシャンプーでよく洗うべき皮膚は，微生物の多い，頭，顔，手足，脇の下と股である．シャンプーに抗真菌効果があるもの，特に抗菌性の面ではケトコナゾール含有シャンプー（ニゾラール）を試してみるべきである．欧米の皮膚科医からは，乳児の脂漏性皮膚炎にはアトピー性皮膚炎に用いている免疫抑制薬のピメクロリムスクリームが有効という報告もある[87]．

⓬発汗へのスキンケア

1）汗疹（あせも）

　暑い環境では，発汗により皮膚表面の角層が湿ると，皮膚表面の常在微生物が繁殖する．これらの菌の出す菌体成分は汗管から周囲の組織へと透過し，取り囲む細胞を傷つけ，炎症を起こし，細い汗管は閉塞される．もし，汗の産生が盛んであれば貯留し，ついに汗管が破裂し汗が組織に漏れ出すこととなる．汗にはタンパク分解酵素 IL-1α, IL-1β, TNF-α など炎症サイトカインも含まれているため，それらの働きで皮膚組織が傷害され，皮膚炎として汗疹（あせも）を起こす[90]．

　入浴やシャワーをして，石けんで皮膚をよく洗うことはもちろん，汗をかかない環境にいること，具体的には冷房の効いた部屋，風通しの良い涼しい家庭環境が必要である．

2）コリン性蕁麻疹

　第1章でも述べたように，寒い時期でも乾皮症，特にアトピー性乾皮症がある場合，運動などで汗をかくと，角層中の汗管が閉塞で汗が皮膚組織に漏れるため，チクチク痛い細かい蕁麻疹，すなわちコリン性蕁麻疹を生じ得る[4]．この場合は閉塞した汗孔の疎通を図るため，少々チクチク感を我慢してのサウナや長時間の入浴，あるいは，毎日サリチル酸外用剤や尿素製剤の塗布をし，角層を部分的に除去することを行う．

3）発汗と体臭へのスキンケア

　思春期以降，アンドロゲンの影響でアポクリン腺，皮脂腺の活動が活発になり，成人の体臭がはっきり生じてくる．アポクリン汗腺の出す汗や皮脂の成分が，毛穴や皮膚の表面にいる微生物によって分解されてできた transmethyl-2-hexenoic acid 主体のいくつかの低級脂肪酸が，この体臭のもとになる．ところが，本人はそれを常に嗅いでいるために鈍感となり気付かず，周囲からそれを指摘されることが多い．東洋人に比べると，白人，黒人では目立つため，思春期ころからのスキンケアとして，またエチケットとして，対処するように教育されている．

　この汗臭さを取るには，毎日のシャワーや風呂で石けんを使い皮膚をよく洗い，微生物を洗い落とすことが必要である．さらに，この部分に微生物が増えないように殺菌剤と制汗剤の塩化アルミニウムに加えて，マスキング剤となる香料の入った製剤などを毎日塗ることが大切である．しかし，何より毎日の

シャワーや入浴をするとともに，汗を吸った下着を着替え，それを洗濯することが必須の社会的なエチケットである．

エックリン汗腺も，また臭いに関係し得る．常在の細菌が汗の成分を分解産生するイソ吉草酸など低級脂肪酸が臭うためで，長い間靴を履いていたため蒸れた足の臭い，すなわち足臭汗症（bromidrosis pedum）を生じる．これも，夏にはひどくなるので制汗剤を使い足底の汗の分泌を減らして，微生物の増殖を抑えるようにする．

ともかく，毎日風呂で身体を洗うだけでなく，衣服も洗濯し，寝具もこまめに干すことが大切である．

一方，皮脂やアポクリン腺の分泌が盛んな白人社会において香料の使用が発達してきたが，接触皮膚炎などを起こさないという条件のもと，心地良い香料を用いることも対人関係を考えたスキンケアの一つである．ともかく，体臭は身体だけの手入れでは不十分で，体臭のついた下着，靴下はこまめに洗濯し，定期的に上着もクリーニングに出すことが必要である．

4）洗浄剤によるスキンケア

皮膚の汚れはもちろん，残存する表層の角層細胞，微生物，皮脂の分解産物の脂肪酸，環境からのさまざまな汚れ，さらには，メイクアップ化粧品やファンデーションをうまく洗い落とすためにも，目的に合うさまざまな種類の洗浄剤が存在する．しかし，洗浄力を増せば，当然，角層に影響を与え，細胞間脂質を傷害し角層バリア機能を低下させ，透過して表皮組織の破壊による刺激性皮膚炎を起こしかねない．そのため，1980年代から安全性や低刺激性への研究が進み，MAP（モノアルキルリン酸塩），アシルグルタミン酸塩，アシルメチルタウリンなどタンパク変性もなく低刺激性基剤で，NMFや角層間脂質など溶出もない，皮膚に吸着もなく，優しく温和な作用にしたものが，次々と研究され上市されてきた．

例えば，ラウリル硫酸ナトリウムは刺激性皮膚炎作製の実験にもよく用いられる洗剤であるが，ラウロイル・グルタミン酸ナトリウムを共存させることにより刺激性を大幅に減らして，炎症を起こしにくくできる[66,91]．角層バリア機能の低下により刺激されやすい病変部皮膚でも，短時間の洗浄で，微生物を含め，なるべく不要な汚れを取り除けるようにつくられている．

また，使用時には濃度を上げないように量を少なく，水を十分にして泡立てて洗浄効率を上げる．どうしても刺激されやすい場合には，洗浄後に保湿剤の

塗布により，突っ張り感や乾燥，肌荒れが起きないように注意する．すなわち，NMFを含む化粧水や油溶性保湿成分を含む乳液なりクリームを適宜使用し，乾燥して角層バリアが壊れないようすることが大切である．

❸爪へのスキンケア

きつい靴を履き続けると，足の指が圧迫され親指の爪が丸く縮まるだけでなく，深爪を切ると爪の先端が皮膚に刺さり，強い痛みを起こす陥入爪が生じる．これを防ぐには，きつくて幅の狭い靴を履かないこと，爪を指の先端より先で切ることが鉄則である．陥入爪で肉芽腫ができてしまった場合には，爪が丸まって，端が皮膚に刺さることを防ぐべく，爪の丸くなった所を扁平に修正する記憶合金を爪先に嵌める，あるいは皮膚科的な治療を受ける必要がある．

一方，高齢者，女性，手仕事をする人では，冬に皮膚がカサカサと乾燥するだけでなく，爪にも乾燥が起きて，固く割れやすくなる，いわゆる brittle nail syndrome と呼ばれる変化も起き得る．爪への水分補給，乳酸含有ローションや尿素製剤の塗布により軟化を図ることが大切である．

❹光老化へのスキンケア

かつて平均寿命が60歳前後であった時代には，学校教育での教えを守り熱心に日光に当たることをしてきても，農業，漁業をはじめ屋外労働に従事する人は別として，さほどひどい光老化にもならずに多くの人は亡くなっていった．そうして生きてきたとき100歳ではどんな皮膚になっているかなど，考えてもみなかった時代の教育であった．

しかし，約四半世紀前より，それまで単なる皮膚の老化と考えられていた顔のしみやしわが，子どものころからの日光の紫外線曝露による慢性の光線皮膚傷害の結果，すなわち光老化であることが明らかとなり，さらに長寿社会の到来とともに長期日光曝露の結果としての皮膚癌の発症も珍しくはなくなった．そのため春から秋にかけては，昼30分以上日光に当たる場合には，帽子，長袖，長ズボンの着用や日傘の使用，日焼け止め，すなわちサンスクリーン剤の塗布が皆に推奨され始めた．

日焼け紫外線である UV-B からの防御に用いるサンスクリーン剤は，その照射時間の長さから SPF 値（skin protection factor）のある程度大きな製品を，また，長波長紫外線の UV-A 防御には PA 値の大きな製品を適宜選ぶことが必要である．SPF とは，日焼け止めを塗らない皮膚で赤く日焼け反応を起こすのに必要な最小の紫外線照射時間 minimal erythema dose（MED）を，日焼け止め

を十分に塗布した場合に，何倍にまでに延ばせるかを意味する．使用前は1時間の UV-B 照射で日焼けの赤みが起きたものが，使用後では10時間の UV-B 照射をしないと同じ赤い日焼けを起こせないとなれば，SPF＝10 である．一方の PA は protection grade of UVA の略で，長波長紫外線（UV-A）を照射してすぐ起きる，持続的な皮膚を黒くするのに必要な時間である最小持続型即時黒化照射量から，その日焼け止めを塗ることで何倍の時間に延ばせるかで，PA＋は2〜4倍以下，＋＋は4〜8倍以下，＋＋＋は8倍ないしそれ以上である．

　紫外線防御には，安全性の面から問題のない，角層の一部にのみ透過するナノ粒子も使用し得る．何よりも，日光紫外線は後々まで影響を残し得る放射線の一種であるという認識を持って防御する必要がある．

　一方，いったん生じてしまった成人の光老化のしわに対して，前述のように欧米では，レチノイン酸外用剤[71]が処方薬として使用可能であるが，わが国では許可されていない．また，われわれの経験では，日本人は欧米で処方されているレチノイン酸製剤の外用では，1/3が刺激性皮膚炎を起こした[85]．このようにレチノイン酸に刺激されやすい東洋人では，作用のより緩和な，皮膚に吸収されてからレチノイン酸に酸化され活性化を示すレチノール外用剤を，毎日就寝前に塗布することでもよい[75]．白人に比較して刺激性皮膚炎を起こしやすい東洋人でも，この方法なら問題なく耐えることができ，また別な用途として思春期の年代に起きる痤瘡に対して用いても問題はない．もともとは皮脂腺の大きな顔面皮膚で，角層と皮脂の塊が毛穴から排出されず毛囊内腔に貯留し，ついには破裂を起こし激しい炎症が起きる痤瘡（にきび）で，後に傷痕（あばた）ができるため，それを防ぐべく，レチノイン酸，レチノール，あるいは内服レチノイドで角層の排出を図るために使用されており，いずれの製剤も角層バリア機能をやや低下させるが，皮膚表面の保湿性を高めて滑らかな皮膚にする．

　また，しみ，すなわち色素斑は，成人女性で反応性の額や頬に，左右対称に一面に出る境界のはっきりした褐色斑の肝斑（かんぱん）や，良性腫瘍である平たい日光黒子や，盛り上がったいぼ状の脂漏性角化症がほとんどである．皮膚の黒褐色のユーメラニン，黄色から赤色のフェオメラニンは，いずれもが表皮基底層にいる色素細胞であるメラノサイトの細胞内一重膜小器官であるメラノソーム内で，酵素チロシナーゼの存在のもとに合成され，最終的には周囲の表皮細胞にメラノソームごと受け渡される．当然，周辺の表皮細胞の影響も受けつつ，メラノサイト内のメラノソーム内でメラニン合成がされる．このメラニン合成に

かかわる分子や，メラノサイトの細胞質やエンドソームに局在し，膜輸送を介してメラノソームの生合成や成熟に必要な分子，さらにはメラノサイトの発生，分化，生存維持に関与する分子などは150種類以上が明らかにされてきた．これらの分子の異常が結果的にはメラニン合成異常を起こし，さまざまな遺伝的な色素異常症も引き起こしてくる．

ありふれた例としては，刺激され皮膚炎の起きた皮膚で炎症が治まった後，色素沈着が起こる．さらには，日光照射をはじめとする環境的なあるいは生体内の影響で，一定の形の色素斑も生じ得る．日光照射後の色白の人に，子どものころから最も早く現れるのは，多数の細かい顔の雀卵斑（そばかす）であろう．次いで上述のような青壮年からの女性では，両頬から額にかけて，はっきりと境された肝斑が対称的に現れてくることがあるが，老年になると消えていく．これらさまざまな色素性疾患の臨床的研究や基礎的な研究面においては，わが国の皮膚科医や基礎医学者たちの貢献は国際的にも目立ったものがある．

さて，日常的に見る後天的な色素異常の雀卵斑，肝斑，老人性色素斑は，一般にはメイクアップ化粧品で隠すことがされるが，スキンケア製品としては，アルブチンや他のチロシナーゼ阻害薬の外用により，ある程度は薄くすることが可能である．

前述の肝斑は，白人や黒人に比べ，特に東洋人で，しかも主に女性の顔面に生じる色素斑であり，顔面の額，頬に左右対称にはっきりとした褐色斑が起きる．紫外線照射による刺激，あるいは妊娠により目立つようになる．もちろん，老化が進めば消失するが，中年までであれば，コージ酸，あるいは海外の皮膚科医はレチノイン酸，コルチコステロイド，ハイドロキノンの三者からなるKligman処方を用いる[92]．残念ながらレチノイン酸がわが国では使用できないため，レチノール塗布を行うか，または，プラスミノーゲン-プラスミン系を介して表皮ケラチノサイトがメラノサイトの活性を亢進させることから，わが国の皮膚科医は，肝斑の治療には抗プラスミン活性を期待してトラネキサム酸の内服投与をよく用いている[93]．

中高年で黒褐色の顔面によくできる老人性色素斑は，白人や黒人に比べ，東洋人において目立ちやすい傾向がある．特に，日光に長年曝されてきた顔面や手背の褐色斑がない人はいないくらいに中年以降に生じてくる．これらに対して，一般には酸化チタンのような白色顔料を配合したメイクアップ化粧品が用いられるが，光透過性が低下するため，どうしても仕上がりがやや不自然とな

る．これをより自然にしみ隠しをするような化粧品の開発にさまざまな研究が行われつつある．

　年齢とともに生じる良性腫瘍の一種とも言えるこの褐色斑の治療には，皮膚科医は良性腫瘍として液体窒素による凍結療法や，レーザーによる焼灼療法でその組織を破壊する治療を行うが，スキンケア製品にもある程度は反応し，薄く目立ちにくくすることができるため試みてもよい．ただし，スキンケア製品のみではそれを消し去ることはできない．

　外用剤としては，色素細胞のメラニン産生を抑制する製品の塗布がされるが，最近でも，化粧品会社からしみ取りとして発売された製品で，はっきりとした脱色による白斑が生じる例があり，後述するように社会問題化した．しみ取りとして発売されている製品は，いずれも基礎実験の段階でメラノサイトでの色素産生や，それを表皮細胞へ分配する段階のどこで抑制するかを確かめてから，さらに動物実験や人体実験で有効性と安全性とを確認して，化粧品としての認可を得るようになっている．つまり，完全に塗布部位から色素細胞をなくすような毒性を発揮したり，生体の反応を誘導したりするものであっては困り，それを使用する限りにおいて，色素産生を抑えるものが望ましいわけである．

　しかし，全ての人が一様ではないので，人によっては，その皮膚の部分のメラノサイトが消失し，はっきりとした白斑をつくることもあり得る．しかもそれは，外用を中止すれば，元に戻るのであれば問題ないが，美白剤としてよく用いられるハイドロキノンの誘導体，monobenzyl ether of hydroquinone のように，接触アレルギー性皮膚炎とともに，色素細胞を消失させ得るようなことがあれば，安全性試験が十分な幅で行われていなかったと言える．この場合，数 100 人での安全性が確認されても，数 1,000 人であればこのような激しい変化が出た例も見つかったであろうし，数万人では 10 人，数 10 万人の使用者なら 100 人近くの副作用が起き得る可能性を念頭に置いて，製品の開発に当たらなければならない．

⓯口唇のケア

　いつも外気に直接に曝されている粘膜部といえば，顔面の唇がある．目の角膜のように瞬きもできない．唇から表面の細胞は，剥がしてみると角化不十分な核の見られる細胞，つまり錯角化している細胞である．機能的にバリアを測るために，特別の密封式のプローブを作成し内部の湿度上昇から測定してみる

と，経表皮水分喪失量は露出した顔面皮膚の中でも一番高い頬の3倍量の水分蒸散がある．一方，粘膜であるため水分を保持する機能は，頬よりもはるかに低い[17]．これは保護的な意味でも，普通の皮膚のスキンケア用クリームのようなものと違い，密封性の高い油脂成分主体のリップポマードが求められる．

スキンケア製品，メイクアップ化粧品，香料による副作用問題

　スキンケア製品の中では，かつては洗剤による皮膚刺激が問題となったこともあったが，界面活性剤の中でも安全性が高いもの，しかも，その洗浄能力に要求される濃度の検討が念入りになされ，皮膚の傷や結膜など角層のない粘膜への刺激は別として，現在，刺激性の問題はほとんど起きなくなっている．

　メイクアップ化粧品では，1980年代までに赤色219号などのタール色素による接触皮膚炎で，次第にリール黒皮症と呼ばれる特殊な形の色素沈着を残すアレルギー性接触皮膚炎が多発したことがあるが，関連物質が同定されて除かれてからは，そのような問題は起きていない[94]．

　スキンケア製品では，近年「茶のしずく石鹸」を使えば肌がきれいになる，という謳い文句で広告された通信販売の商品で洗顔を続けていて，その中の小麦タンパク加水分解物のグルパールに経皮感作され，全身性小麦アレルギー反応が起き，パンやパスタなどの小麦製品を食べて運動すると，急に激しい蕁麻疹や，腹痛・嘔吐などの消化器症状，ゼーゼーするような息苦しさなどの呼吸器症状が起きてくる小麦依存性運動誘発アナフィラキシーの症例が2,000人近く起きた．このような即時型アレルギー反応は，低分子物質，つまり分子量500ダルトン以下の小さいハプテンが角層を通り，生体組織がそれに反応して起きるアレルギー性接触皮膚炎とは違い，大きなペプチドやタンパク抗原によるアレルギー反応である．すなわち，角層は通過できないが，顔や頸の大きな毛穴は，わずかでもタンパク抗原が透過し得るバイパスであり，それにより感作された可能性が考えられる．

　最近では，安全性が確かめられたはずのメラニン色素生成抑制作用のあるロドデノール含有の化粧品がしみやそばかすを防ぐ目的で使われ，発売後数年して白斑が生じてしまった症例が多数起きて問題化している．台湾でも，この問題が起きた中で，その一部はこの化粧品との関係はないとされている．実際，

この化粧品にしても，あらかじめ安全性の確認をするために使用試験をしている段階では何の問題も見つかっておらず，年余にわたる使用で初めて問題が起きており，その意味では安全性試験のさらなる延長や，厳重な長期動物実験の必要性も浮かび上がっている．

さらに，ロドデノールについては，使用開始後数年で，正常皮膚とは明瞭に境された白斑が起きており，それだけを見ると，自己免疫的に色素細胞の消失による色素脱失斑を約100人に1人の割合で生じる尋常性白斑と似た脱色斑である．製品へのアレルギー反応などもはっきりせず，なぜこのように縁がはっきりした脱色が起きるのか，今のところその発症機序も不明である．なお，日本皮膚科学会に設けられた特別委員会（委員長・松永佳世子 藤田保健衛生大学教授）の最近の報告によれば，1,000人近い患者での治療調査の結果，本症では自己免疫的に生じてくる尋常性白斑と同様，リンパ球の免疫反応性を抑える紫外線照射治療が半数以上で有効であったほか，免疫抑制薬のタクロリムス，ステロイド，ビタミンD_3などの外用治療も有効であるという報告がなされている．

その他，昔からアレルギー性接触皮膚炎が起きていたものには，香料がある．香料は皮膚に塗布されると，蒸発して，その特徴すなわち使用者や周囲の人の精神的な満足度を上げる効果を発揮するが，当然，低分子であり角層も透過しやすく，刺激性さらには接触感作も起こし得るため，皮膚に塗布する化粧品類には最小量の安全な濃度で加えられるべきである．このように香粧は，人類が発展させてきた大きな文化遺産でもあり，本人の楽しみとしてはもちろん，他人に対してのエチケットでもあると考え，社会生活をする上では重要な身だしなみでもある．このような点より，香料の安全性に関しては，約50年前，アメリカ・ニュージャージー州に Research Institute for Fragrance Materials (RIFM) が国際的に化粧品会社からのサポートにより設立され，数千にも及ぶ香料についての安全性のデータを国際的香料機関 IFRA (International Fragrance Association) に提供し，そこから使用基準，使用制限などの情報が各国の代表協会（日本では日本香料工業会）に提供されている．現在，良心的な製造会社は，それに則った形で製品を設計，販売している．

おわりに

　かつて，皮膚科医は皮膚病変の病理的異常を対象にした診断に基づき，薬剤を処方し治療をしていた．皮膚科学が進歩した現在，その幅は大きく広がり，医師による皮膚疾患の治療にとどまらず，その予防や軽度の病的な状態の処置とともに皮膚の健康維持をするため，誰もがその生理的機能やスキンケア外用剤，基礎化粧品の働きと使い方を十分に理解・修得し，皮膚の健康のために日常の手入れを行うことが求められるようになってきた．そのため，これからのスキンケアは，化粧品研究者と皮膚科医とが手を組んで発展させていかなくてはならない．

　本書では，私自身が皮膚科医，皮膚研究者として得た経験や，さまざまな化粧品研究者からの共同研究を通して得た貴重な情報に基づき，身体の一番表面にあって，環境からの紫外線，温度，湿度，微生物，毒物などさまざまな傷害性の影響をできるだけ防御する極薄のバリア膜とも言える角層の働きと，その手入れの科学的なアプローチに焦点をしぼって述べてみた．

　皮膚に興味を持つ人に，この地上に生活していくために生体にとって必須の角層の保湿機能と水分の喪失防御機能，さらに傷害性物質透過へのバリア機能の重要性を十分に理解していただき，さらには，全身の皮膚表面を包む，この極薄の生物由来の角層機能が十分に発揮できる一助ともなり，また今後，人類が向かう長寿社会にとって新たなスキンケアの開発の情報源ともなれば，本書を執筆した者として大きな喜びである．

引用文献

1) Elias PM：Stratum corneum defensive functions：an integrated view. J Invest Dermatol, 125：183-200, 2005.
2) Balin AK, Kligman AM（eds）：Aging and the skin. Raven Press, 1989.
3) Yamasaki K, Gallo RL：Antimicrobial peptides in human skin disease. Eur J Dermatol 18：11-21, 2008.
4) Kobayashi H, Aiba S, Yamagishi T, et al：Cholinergic urticaria, a new pathogenic concept：hypohidrosis due to interference with the delivery of sweat to the skin surface. Dermatology, 204：173-178, 2002.
5) WolK K, Witte E, Wallace E, et al：IL-22 regulates the expression of genes responsible for antimicrobial defense, cellular differentiation, and mobility in keratinocytes：a potential role in psoriasis tIssue. Eur J Immunol, 36：1309-1323, 2006.
6) Igarashi A, Nakashiro K, Kikuchi K, et al：Connective tissue growth factor gene expression in tissue sections from localized scleroderma, keloid, and other fibrotic skin disorders. J Invest Dermatol, 106：729-733, 1996.
7) 田上八朗：皮膚の医学―肌荒れからアトピー性皮膚炎まで．中央公論新社，1999．
8) Williamson P, Kligman AM：A new method for the quantitatifve investigation of cutaneous bacteria. J Invest Dermatol, 45：498-503, 1965.
9) Baker H, Kligman AM：Technique for estimating turnover time of human stratum corneum. Arch Dermatol, 95：408-411, 1967
10) Baker H, Kligman AM：Measurement of transepidermal water loss by electrical hygrometry. instrumentation and responses to physical and chemical insults. Arch Dermatol, 96：441-452, 1967.
11) Pinnagoda J, Tupker RA, Agner T, Serup J：Guidelines for transepidermal water loss (TEWL) measurement. A report from the Standardization Group of the European Society of Contact Dermatitis. Contact Dermatitis, 22：164-178, 1990.
12) 田上八朗：局所ステロイド塗布の皮膚に対する影響．皮膚科紀要，66：1-45，1971．
13) 田上八朗：老化皮膚の機能的解析．I 経皮吸収．皮膚科紀要67：131-138，1972．
14) Kligman AM：The identification of contact allergens by human assay. III. The maximization test：a procedure for screening and rating contact sensitizers. J Invest Dermatol, 47：393-409, 1966.
15) Ya-Xian Z, Suetake T, Tagami H：Number of cell layers of the stratum corneum in normal skin-relationship to the anatomical location on the body, age, sex and physical parameters. Arch Dermatol Res, 291：555-559, 1999.
16) Pratchyapruit W, Kikuchi K, Gritiyarangasan P, et al：Functional analyses of the eyelid skin constituting the most soft and smooth area on the face：contribution of its remarkably large superficial corneocytes to effective water-holding capacity of the stratum cornem. Skin Res Technol, 13：169-175, 2007.
17) Kobayashi H, Tagami H：Functional properties of the surface of the vermilion border

of the lips are distinct from those of the facial skin. Br J Dermatol, 150 : 563-567, 2004.
18) Hirao T, Denda M, Takahashi M : Identification of immature cornified envelopes in the barrier-impaired epidermis by characterization of their hydrophobicity and antigenicities of the components. Exp Dermatol, 10 : 35-44, 2001.
19) Saida T, Oguchi S, Ishihara Y : In vivo observation of magnified features and pigmented lesions on volar skin using video macroscope : usefulness of epiluminescence techniques in clinical diagnosis. Arch Dermatol, 131 : 298-304, 1995.
20) Jansen LH, Hojyo-Tomoko MT, Kligman AM : Improved fluorescence staining technique for estimating turnover of the human stratum corneum. Br J Dermatol, 90 : 9-12, 1974.
21) Suzuki Y, Koyama J, Moro O, et al : The role of two endogenous proteases of the stratum corneum in degradation of desmoglein-1 and their reduced activity in the skin of ichthyotic patients. Br J Dermatol, 134 : 460-464, 1996.
22) Urano-Suehisa S, Tagami H : Functional and morphological analysis of the horny layer of pityriasis alba. Acta Derm Venereol, 65 : 164-167, 1985.
23) Tagami H, Yoshikuni K : Interrelationship between water-barrier and reservoir functions of pathologic stratum corneum. Arch Dermatol, 121 : 642-645, 1985.
24) Hara M, Kikuchi K, Watanabe M, et al : Senile xerosis : functional, morphological, and biochemical studies. J Geriatr Dermatol, 1 : 111-120, 1993.
25) O'goshi K, Okada M, Iguchi M, Tagami H : The predilection sites for chronic atopic dermatitis do not show any special functional uniquess of the stratum corneum. Exog Dermatol, 1 : 195-202, 2002.
26) Kamata Y,Taniguchi A, Yamamoto M, et al : Neutral cysteine protease bleomycin hydrolase is essential for the breakdown of deiminated filaggrin into amino acids. J Biol Chem, 284 : 12829-12836, 2009.
27) Nomura T, Sandilands A, Akiyama M, et al : Unique mutations in the filaggrin gene in Japanese patients with ichthyosis vulgaris and atopic dermatitis. J Allergy Clin Immunol, 119 : 434-440, 2007.
28) Kusunoki T, Asai K, Harazaki M, et al : Month of birth and prevalence of atopic dermatitis in schoolchildren : dry skin in early infancy as a possible etiologic factor. J Allergy Clin Immunol, 103 : 1148-1152, 1999.
29) Kikuchi K, Kobayashi H, Le Fur I, et al : The winter season affects more severely the facial skin than the forearm skin : comparative biophysical studies conducted in the same Japanese females in later summer and winter. Exog Dermatol, 1 : 32-38, 2002.
30) Watanabe M, Tagami H, Horii I, et al : Functional analyses of the superficial stratum corneum in atopic xerosis. Arch Dermatol, 127 : 1689-1692, 1991.
31) Aoyama H, Tanaka M, Hara M, et al : Nummular eczema : addition of senile xerosis and unique reactivites to environmental aeroallergen. Dermatology, 199 : 135-139, 1999.
32) Tagami H, Tadaki T, Obata M, Koyama J : Functional assessment of the stratum corneum under the influence of oral aromatic retinoid (etretinate) in guinea-pigs and

humans. Comparison with topical retinoic acid treatment. Br J Dermatol, 127 : 470-475, 1992.
33) Berardesca E, Fluhr JW, Maibach HI (eds) : Sensitive skin syndrome. Taylor & Francis, 2006.
34) Saijo S, Tagami H : Dry skin of newborn infants : functional analysis of the stratum corneum. Pediatr Dermatol, 8 : 155-159, 1991.
35) Kikuchi K, Kobayashi H, O'goshi K, Tagami H : Impairment of skin barrier function is not inherent in atopic dermatitis patients : A prospective study conducted in newborns. Pediatr Dermatol, 23 : 109-113, 2006.
36) Rokugo M, Tagami H, Usuba Y, Tomita Y : Contact sensitivity to Pityrosporum ovale in pateints with atopic dermatitis. Arch Dermatol, 126 : 627-632, 1990.
37) Tanaka M, Aiba S, Matsumura N, et al : IgE-mediated hypersensitivity and contact sensitivity to multiple environmental allergens in atopic dermatitis. Arch Dermatol, 130 : 1393-1401, 1994.
38) Shibata M, Katsuyama M, Onodera T, et al : Gluocorticoids enhance Toll-like receptor 2 expression in human keratinocytes stimulated with Propionibacterium acnes or proinflammatory cytokines. J Invest Dermatol, 129 : 375-382, 2009.
39) Kligman AM : Hydration injury to human skin. Bioengineering of the Skin : Water and the Stratum corneum. In : Elsner P, Berardesca E, Maibach HI (eds), CRC Press, pp.251-255, 1994.
40) Tagami H, Ohi M, Iwatsuki K, et al : Evaluation of skin surface hydration in vivo by electrical measurement. J Invest Dermatol, 75 : 500-507, 1980.
41) Tagami H, Kanamaru Y, Inoue K, et al : Water sorption-desorption test in vivo for functional assessment of the stratum corneum. J Invest Dermatol, 78 : 425-428, 1982.
42) Stern RS, Arndt KA : Classic and near-classic articles in the dermatologic literature. Arch Dermatol, 135 : 948-950, 1999.
43) Horii I, Nakayama Y, Obata M, Tagami H : Stratum corneum hydration and amino acid content in xerotic skin. Br J Dermatol, 121 : 587-592, 1989.
44) Imokawa G, Abe A, Jin K, et al : Decreased level of ceramides in stratum corneum of atopic dermatitis : an etiologic factor in atopic dry skin? J Invest Dermatol, 96 : 523-526, 1991.
45) Akutsu N, Ooguri M, Onodera T, et al : Functional characteristics of the skin surface of children approaching puberty : age and seasonal influences. Acta Derm Venereol, 89 : 21-27, 2009.
46) Sakai S, Yasuda R, Sayo T, et al : Hyaluronan exists in the normal stratum corneum. J Invest Dermatol, 114 : 1184-1187, 2000.
47) Tabata N, Tagami H, Kligman AM : A twenty-four hour occlusive exposure to 1% sodium lauryl sulfate induces a unique histopathologic inflammatory responsein xerotic skin of atopic dermatitis patients. Acta Derm Venereol, 78 : 244-247, 1998.
48) Kobayashi H, Kikuchi K, Tsubono Y, Tagami H : Measurement of electrical current perception threshold of sensory nerves for pruritus in atopic dermatitis patients and

normal individuals with various degrees of mild damage to the stratum corneum. Dermatology, 206：204-211, 2003.
49) Sakai S, Kikuchi K, Satoh J, et al：Functional properties of the stratum corneum in patients with diabetes mellitus：similarities to senile xerosis. Br J Dermatol, 153：319-323, 2005.
50) 松村宜子，田熊淑男，Zhen YX, ほか：腎透析患者における皮膚の乾燥性変化について．社会保険医学雑誌，37：51-55, 1998.
51) Tanaka M, Okada M, Zhen YX, et al：Decreased hydration state of the stratum corneum and reduced amino acid content of the skin surface in patients with seasonal allergic rhinitis. Br J Dermatol, 139：618-621, 1998.
52) Egawa M, Tagami H：Comparison of the depth profiles of water and water-binding substances in the stratum corneum determined in vivo by Raman spectroscopy between the cheek and volar forearm skin：effects of age, seasonal changes and artificial forced hydration. Br J Dermatol, 158：251-260, 2008.
53) Obata M, Tagami H：Electrical determination of water content and concentration profile in a simulation model of In vivo stratum corneum. J Invest Dermatol, 92：854-859, 1989.
54) O'goshi K, Okada M, Iguchi M, Tagami H：The predilection sites for chronic atopic dermatitis do not show any special functional uniqueness of the stratum corneum. Exog Dermatol, 1：195-202, 2002.
55) Kobayashi H, Tagami H：Distinct locational differences observable in biophysical functions of the facial skin：with special emphasis on the poor functional properties of the stratum corneum of the perioral region. Int J Cosmet Sci, 26：91-101, 2004.
56) Lavrijsen AP, Oestmann E, Hermans J, et al：Barrier function parameters in various keratinization disorders：transepidermal water loss and vascular response to hexyl nicotinate. Br J Dermatol, 129：547-553, 1993.
57) van Drongelen V, Alloul-Ramdhani M, Danso MO, et al：Knock-down of filaggrin does not affect lipid organization and composition in stratum corneum of reconstructed human skin equivalents. Exp Dermatol, 22：807-812, 2013.
58) Kikuchi K, Tagami H；the Japanese Cosmetic Scientist Task Force for Skin Care of Atopic Dermatitis：Noninvasive biophysical assessments of the efficacy of a moisturizing cosmetic cream base for patients with atopic dermatitis during different seasons. Noninvasive biophysical assessments of the efficacy of a moisturizing cosmetic cream base for patients with atopic dermatitis during different seasons. Br J Dermatol, 158：969-978, 2008.
59) Kikuchi-Numagami K, Suetake T, Yanai M, et al：Functional and morphological studies of photodamages skin on the hands of middle-aged Japanese golfers. Eur J Dermatol, 10：277-281, 2000.
60) 田上八朗：紫外線の皮膚への障害は蓄積しうることも忘れずに．小児皮膚科フォーラム「紫外線と乳児の日光浴，幼児の海水浴」を読んで．日小皮会誌，11：74-75, 1993.
61) Tabata N, O'Goshi K, Zhen YX, et al：Biophysical assessment of persistent effects of

moisturizers after their daily applications : evaluation of corneotherapy. Dermatology, 200 : 308-313, 2000.
62) Kikuchi K, Kobayashi H, Hirao T, et al : Improvement of mild inflammatory changes of the facial skin induced by winter environment with daily applications of a moisturizing cream. A half-side test of biophysical skin parameters, cytokine expression pattern and the formation of cornified envelope. Dermatology, 207 : 269-275, 2003.
63) Thomas DS, Ingham E, Bojar RA, Holland KT : In vitro modulation of human keratinocyte pro- and anti-inflammatory cytokine production by the capsule of Malassezia species. FEMS Immunol Med Microbiol, 54 : 203-214, 2008.
64) Kobayashi H, Tagami H : Distinct locational differences observable in biophysical functions of the facial skin : with special emphasis on the poor functional properties of the stratum corneum of the perioral region. Int J Cosmet Sci, 26 : 91-101, 2004.
65) Matsumoto M, Sugiura H, Uehara M : Skin barrier function in patients with completely healed atopic dermatitis. J Dermatol Sci, 23 : 178-182, 2000.
66) Kawasaki Y, Quan D, Sakamoto K, Maibach HI : Electron resonance study on the influence of anionic surfactants on human skin. Dermatology, 194 : 238-242, 1997.
67) Van Scott EJ, Yu RJ : Hyperkeratinization, corneocyte cohesion, and alpha hydroxy acid. J Am Acad Dermatol, 11 : 867-879, 1984.
68) Tagami H : Quantitative measurements of water concentration of the stratum conreum in vivo by high-frequency current. Acta Derm Venereol Suppl (Stockh), 185 : 29-33, 1994.
69) Loden M, Maibach HI : Dry skin and moisturizers. Chemistry and function. CRC Press, 2000.
70) 今山修平：科学としてのスキンケア．実践スキンケア．Derma, 50：1-11, 2001.
71) Kligman AM, Grove GL, Hirose R, Leyden JJ : Topical tretinoin for photoaged skin. J Am Acad Dermatol, 15 : 836-859, 1986.
72) Van Scott EJ, Ditre CM, Yu RJ : Alpha-hydroxyacids in the treatment of signs of photoaging. Clin Dermatol, 14 : 217-226, 1996.
73) Kligman D, Kligman AM : Salicylic acid peels for the treatment of photoaging. Dermatol Surg, 24 : 325-328, 1998.
74) Kligman LH : The ultraviolet-irradiated hairless mouse : a model for photoaging. J Am Acad Dermatol, 21 : 623-631, 1989.
75) Kikuchi K, Suetake T, Kumasaka N, Tagami H : Improvement of photoaged facial skin in middle-aged Japanese females by topical retinol (vitamin A alcohol) : A vehicle-controlled, double-blind study. J Dermatolog Treat, 20 : 276-281, 2009.
76) Sorg O, Antille C, Kaya G, Saurat JH : Retinoids in cosmeceuticals. Dermatol Ther, 19 : 289-296, 2006.
77) Tominaga M, Ozawa S, Ogawa H, Takamori K : A hypothetical mechanism of intraepidermal neurite formation in NC/Nga mice with atopic dermatitis. J Dermatol Sci, 46 : 199-210, 2007.
78) Suetake T, Sasai S, Zhen YX, et al : Functional analyses of the stratum corneum in

scars. Sequential studies after injury and comparison among keloids, hypertrophic scars, and atrophic scars. Arch Dermatol, 132：1453-1458, 1996.
79) Kunii T, Hirao T, Kikuchi K, Tagami H：Stratum corneum lipid profile and maturation pattern of corneocytes in the outermost layer of fresh scars：the presence of immature corneocytes plays a much more important role in the barrier dysfunction than do changes in intercellular lipids. Br J Dermatol, 149：749-756, 2003.
80) Tagami H, Tadaki T, Obata M, Koyama J：Functional assessment of the stratum corneum under the influence of oral aromatic retinoid (etretinate) in guinea-pigs and humans. Comparison with topical retinoic acid treatment. Br J Dermatol, 127：470-475, 1992.
81) Shapiro J, Kaufman KD：Use of finasteride in the treatment of men with androgenic alopecia (male pattern hair loss). J Investig Dermatol Symp Proc, 8：20-23, 2003.
82) De Villez RL：Topical minoxidil therapy in hereditary androgenic alopecia. Arch Dermatol, 121：197-202, 1985.
83) Zouboulis CC, Eady A, Philpott M, et al：What is the pathogenesis of acne? Exp Dermatol, 14：143-152, 2005.
84) Terui T, Kato T, Tagami H：Stratum corneum activation of complement through the antibody-independent alternative pathway. J Invest Dermatol, 92：593-597, 1989.
85) Tadaki T, Watanabe M, Kumasaka K, et al：The effect of topical tretinoin on the photodamaged skin of the Japanese. Tohoku J Exp Med, 169：131-139, 1993.
86) Shibata M, Katsuyama M, Onodera T, et al：Glucocorticoids Enhance Toll-Like Receptor 2 Expression in Human Keratinocytes Stimulated with *Propionibacterium acnes* or Proinflammatory Cytokines. J Invest Dermatol, 129：375-382, 2009.
87) Rallis E, Nasiopoulou A, Kouskoukis C, Koumantaki E：Pimecrolimus cream 1% can be an effective treatment for seborrheic dermatitis of the face and trunk. Drugs Exp Clin Res, 30：191-195, 2004.
88) Kikuchi K, Tagami H：Comparison of the effects of daily applications between topical corticosteroid and tacrolimus ointments on normal skin：Evaluation with noninvasive methods. Dermatology, 205：378-382, 2002.
89) O'goshi K, Iguchi M, Tagami H：Functional analysis of the stratum corneum of scalp skin：studies in patients with alopecia areata and androgenetic alopecia. Arch Dermatol Res, 292：605-611, 2000.
90) Boehm KD, Yun JK, Garner C, et al：In situ detection of cytokine messenger RNAs in the eccrine sweat gland of normal human skin. Lymphokine Cytokine Res, 13：9-13, 1994.
91) Lee CH, Kawasaki Y, Maibach HI：Effect of surfactant mixtures on irritant dermatitis potential in man：sodium lauroyl glutamate and sodium lauryl sulphate. Contact Dermatitis, 30：205-209, 1994.
92) Kligman AM, Willis I：A new formula for depigmenting human skin. Arch Dermatol, 111：40-48, 1975.
93) Maeda K, Tomita Y：Mechanism of the Inhibitory Effect of Tranexamic Acid on Mela-

nogenesis in Cultured Human Melanocytes in the Presence of Keratinocyte-conditioned Medium. J Health Sci, 54：389-396, 2007.
94) Nakayama H, Matsuo S, Hayakawa K, et al：Pigmented cosmetic dermatitis. Int J Dermatol, 23：299-305, 1984.

参考文献

1) Elias PM, Feingold KR（eds）：Skin Barrier. Taylor & Francis, 2006.
2) Leveque J-L（eds）：Cutaneous Investigation in health and disease. Noninvasive methods and Instrumentation. Marcel Dekker, 1989.
3) Leyden JJ, Rawlings AV（eds）：Skin moisturization. Marcel Dekker, 2002.
4) Rawlings AV, Harding CR：Moisturization and skin barrier function. Dermatologic Therapy, 17（Suppl 1）：43-48, 2004.
5) Fragrance Journal 編：化粧品の研究開発技術の進歩と将来展望．フレグランスジャーナル社，2009.

索引

日本語

あ

あかぎれ	57
赤ら顔	22
アクネ菌	20
あせも	25, 147
アトピー性乾皮症	77, 103
あばた	23
アポクリン汗腺	24, 25
アレルギー性接触皮膚炎	153
アレルギー反応	17
アンドロゲン	25
うおの目	142
うぶ毛	18
エクリン汗腺	24
炎症反応	28
エンドセリン	12
黄色メラニン	11

か

界面活性剤	131
化学的角層剥離	143
角化	8
角化外膜	74, 75
角化細胞	8
角化脂質外膜	75
角質溶解剤	132
角層	4, 7, 40, 71
——の水分含有量	111
——の水分含有量測定法	92
——の水分保持機能	85
——の動態	61
——の保湿作用	125
角層構造	56
角層細胞	8, 39
——の構造	41
角層剥離酵素	75
角層バリアの破綻	112
角層バリア評価	81
角層モデル	80, 107
角層療法	128, 140, 141
貨幣状湿疹	78, 83
かゆみのメカニズム	17
顆粒球・マクロファージコロニー刺激因子	12
顆粒細胞	74
環境タンパク	17
環境タンパク抗原	76
幹細胞因子	12
汗疹	25, 147
汗腺	24
乾燥皮膚	82
肝斑	150, 151
乾皮症	21
魚鱗癬	76, 77
グリセリン	127
皸裂	57
鶏眼	142
経表皮水分喪失	80, 104, 107, 125
経表皮水分喪失量	53, 67

163

索引

ケミカルピーリング ……………… 136, 143
ケラチノサイト ……………………… 8, 41
ケラチン線維 …………………… 41, 74, 99
ケラトヒアリン顆粒 ………………… 74, 99
ケロイド …………………………………… 32
抗菌ペプチド ………………………… 29, 43
高周波伝導度 ……………………………… 92
高周波伝導度測定 ………………………… 96
高周波電流インピーダンス測定 ……… 92
口唇 ……………………………………… 152
硬毛 ………………………………………… 18
黒色メラニン ……………………………… 11
小麦依存性運動誘発アナフィラキシー
………………………………………… 153
コラーゲン線維 …………………………… 5, 6
コリン性蕁麻疹 …………………… 25, 147
コルネオデスモソーム …………………… 8

さ

細胞間脂質成分 ………………………… 75
紫外線 …………………………………… 47
　　──A波 ………………… 48, 125, 136
　　──B波 ………………… 47, 125, 136
紫外線防止剤 …………………………… 124
色素性乾皮症 …………………………… 48
色素沈着 ………………………………… 13
色素斑 …………………………………… 150
刺激性皮膚炎 ……………………… 63, 136
自然免疫 ………………………………… 43
脂肪組織 …………………………………… 5
しみ ……………………………… 49, 123, 149
雀卵斑 …………………………………… 47
重層扁平上皮 ……………………………… 5
酒皶 ……………………………………… 22
樹枝状突起 ………………………………… 9
樹状細胞 ………………………………… 14

小児アトピー性皮膚炎 ………………… 103
脂漏性角化症 …………………………… 150
脂漏性皮膚炎 ……………………… 22, 146
しわ ……………………………… 49, 123, 149
神経成長因子 …………………………… 12
尋常性魚鱗癬 …………………………… 102
新生児乾皮症 …………………………… 128
真皮 ……………………………………… 5, 6
真皮樹状細胞 …………………………… 14
真皮乳頭層 ……………………………… 16
水分結合物質 …………………………… 99
水分保持機能低下 ……………………… 112
水和皮膚傷害 …………………………… 85
スキンケア ……………………………… 115
スキンケア製品 ………………………… 118
ステロイド外用剤の副作用 …………… 83
ステロイド酒皶 …………………… 84, 145
ステロイドにきび ……………………… 84
ステロイド皮膚症 ……………………… 84
ズームブルー® 染色 …………………… 60
生体皮膚角層水負荷試験 ……………… 95
接触過敏反応 …………………………… 82
セレンディピティ ………………… 91, 97
線維芽細胞 ……………………………… 6
線維芽細胞成長因子 …………………… 12
層板顆粒 ………………………………… 74
層板構造 …………………………………… 7
足臭汗症 ………………………………… 148
そばかす ………………………………… 47

た

体臭 ……………………………………… 147
タクロリムス ……………………… 76, 84
ダーモスコピー ………………………… 61
ターンオーバー時間 …………………… 52
単純性粃糠疹 ……………………… 21, 101

索引

ダンシルクロライド 53, 62
男性ホルモン 25, 101
弾力線維 6
遅延型蒼白化現象 102
知覚閾値 121
知覚神経 16, 27
爪 26, 149
低分子物質 75
デスモソーム 41
テープ・ストリッピング 53, 94
電気容量 92
電気容量測定 96
天然保湿因子 77, 99, 127, 132
頭髪再生 144
トラネキサム酸 151
トランスフォーミング成長因子 32

な

軟毛 18
にきび 23
日光黒子 150
日光紫外線 47
日光性弾力線維症 13, 49, 138
乳化剤 131
粘膜固有層 5

は

白色粃糠疹 21, 101
白斑 152, 153
ハタケ 21, 101
パッチテスト 73
バリア機能修復 29
ヒアルロン酸 135
皮下組織 5
光老化 49, 123, 149
肥厚性瘢痕 32

皮脂 19
皮脂腺 19
ビタミンD 47
ヒドロキシアパタイト 38
皮膚 3
　——の炎症 28
　——の構造 1
　——の進化 37
　——の創傷治癒 31
　——の付属器 18
皮膚感作性試験 55
皮膚表面 pH 測定 60
表皮 5, 9
ヒルドイド® 135
敏感肌 82
フィラグリン 76, 99
フェオメラニン 11
副作用問題 153
フケ 22, 146
プロフィラグリン 76
閉鎖密封療法 84, 99
ヘパリン類似物質 135
扁平上皮細胞 6
補体 28

ま

マクロファージ 14
マラセチア 21
脈管 16
ムコ多糖類 6, 135
メラニン合成 150
メラニン色素 9
　——の産生過程 11
メラノサイト 9
免疫反応 14
面皰 23

165

索引

毛囊 ……………………………………… 18
毛母細胞 ………………………………… 18

や

山本サイン ………………………… 23, 101
有核角層細胞 …………………………… 59
ユーメラニン …………………………… 11

ら

ランゲルハンス細胞 ………………… 14, 30
リン酸カルシウム ……………………… 38
鱗屑 ………………………………… 8, 66
レチノイン酸外用剤 ……………… 138, 150
レチノール ……………………………… 138
老人性乾皮症 ……………………… 78, 102
ロドデノール …………………………… 154

外国語

α-MSH（α-melanocyte-stimulating hormone） ………………………… 12
α-ヒドロキシ酸（AHA） …………… 135
α-メラノサイト刺激ホルモン ………… 12
ABCC11 遺伝子 ……………………… 26
bromidrosis pedum ………………… 148
chemical peeling …………………… 143
complement …………………………… 28
corneocyte ………………………… 8, 39
corneodesmosome ……………………… 8
corneotherapy ……………… 128, 140, 141
cornified envelope …………………… 74
dansyl chloride ……………………… 53
dendritic cell ………………………… 14
dermis …………………………………… 5
desmosome ……………………………… 41
epidermis ……………………………… 5
ET（endothelin） ……………………… 12
eumelanin ……………………………… 11
FGF（fibroblast growth factor） …… 12
GM-CSF ………………………………… 13
hair follicle …………………………… 18
hydration injury ……………………… 85
hydroxyapatite ………………………… 38
innate immunity ……………………… 43
keratinization ………………………… 8
keratinocyte ……………………… 8, 41
lamellar granule ……………………… 74
Langerhans cell ……………………… 14
maximization test …………………… 55
melanocyte ……………………………… 9
NGF（nerve growth factor） ………… 12
NMF（natural moisturizing factor）
……………………………… 77, 99, 127
ODT（occlusive dressing technique）
……………………………………… 99
PA 値 …………………………………… 149
pheomelanin …………………………… 11
Propionibacterium acnes …………… 20
scale …………………………………… 8
SCF（stem cell factor） ……………… 12
sensitive skin ………………………… 82
serendipity ……………………… 91, 97
SPF 値 ………………………………… 149
stratum corneum …………………… 4, 7
subcutis ………………………………… 5
TEWL（transepidermal water loss）
………………………… 53, 80, 104, 125
Toll 様受容体（TLR）
………………………… 21, 22, 29, 43, 84
UV-A …………………………… 48, 125, 136
UV-B …………………………… 47, 125, 136

スキンケアの科学　　　　　　　　　　©2015
　　　　　　　　定価（本体 2,500 円＋税）

2015 年 6 月 10 日　1 版 1 刷

著　者　田　上　八　朗
発 行 者　株式会社　南　山　堂
　　　　　代表者　鈴　木　肇

〒 113-0034　東京都文京区湯島 4 丁目 1-11
TEL 編集（03）5689-7850・営業（03）5689-7855
振替口座　00110-5-6338

ISBN 978-4-525-34061-2　　　　　Printed in Japan

本書を無断で複写複製することは，著作者および出版社の権利の侵害となります．
JCOPY ＜（社）出版者著作権管理機構　委託出版物＞
本書の無断複写は著作権法上での例外を除き禁じられています．複写される場合は，
そのつど事前に，（社）出版者著作権管理機構（電話 03-3513-6969, FAX 03-3513-6979,
e-mail : info@jcopy.or.jp）の許諾を得てください．

スキャン，デジタルデータ化などの複製行為を無断で行うことは，著作権法上での
限られた例外（私的使用のための複製など）を除き禁じられています．業務目的での
複製行為は使用範囲が内部的であっても違法となり，また私的使用のためであっても
代行業者等の第三者に依頼して複製行為を行うことは違法となります．